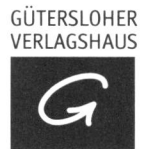

GÜTERSLOHER
VERLAGSHAUS

Gütersloher Verlagshaus. Dem Leben vertrauen

Für meinen Vater, dem ich noch so
viel Lachen wie möglich wünsche.

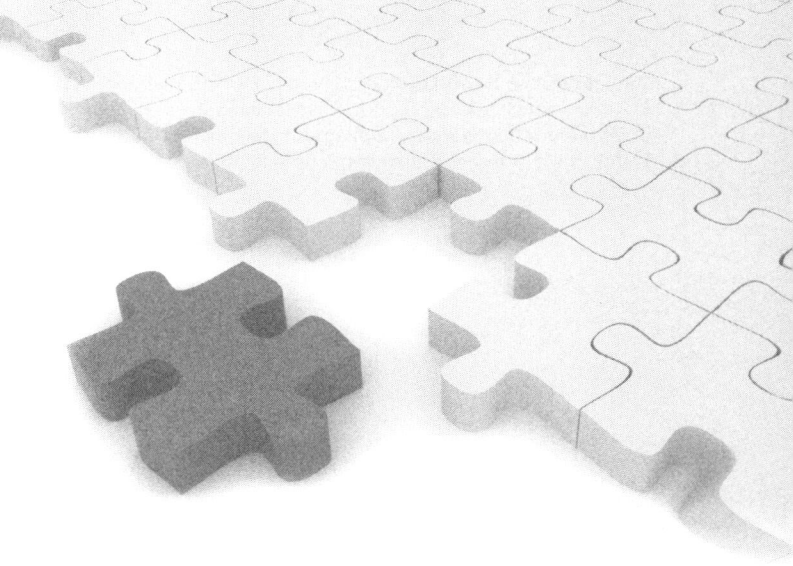

Margot Unbescheid

Alzheimer

Das Erste-Hilfe-Buch

Gütersloher Verlagshaus

Bibliografische Information der Deutschen Nationalbibliothek
Die Deutsche Nationalbibliothek verzeichnet diese Publikation
in der Deutschen Nationalbibliografie; detaillierte bibliografische
Daten sind im Internet über http://dnb.d-nb.de abrufbar.

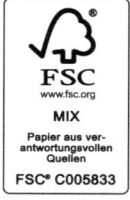

Verlagsgruppe Random House FSC-DEU-0100
Das für dieses Buch verwendete FSC-zertifizierte Papier
Munken Premium Cream liefert Arctic Paper Munkedals AB, Schweden.

2. Auflage, 2011
Copyright © 2009 by Gütersloher Verlagshaus, Gütersloh,
in der Verlagsgruppe Random House GmbH, München

Umschlagmotiv: istockphoto
Druck und Einband: Těšínská tiskárna, a.s., Český Těšín
Printed in Czech Republic
ISBN 978-3-579-06884-8

www.gtvh.de

Inhalt

Vorwort

Diagnose: Alzheimer! Zwei niederschmetternde Worte, die ich vor Jahren mühsam lernen musste zu akzeptieren. Sie betrafen meinen Vater, und seither unterstütze ich mit Mann und Kindern meine Mutter bei seiner Betreuung. Ich suchte damals verzweifelt und vergebens ein Buch, das mir den Anfang einigermaßen erträglich machen sollte. Ich suchte ein Buch für Angehörige, eines, das man in die Hand kriegen muss, wenn es losgeht, wenn diese zwei Worte in den Alltag einbrechen wie der Hurrikan Katrina in die Stadt New Orleans.

In einem solchen Fall hat man genau zwei Möglichkeiten: Man kann entweder sofort fliehen: »Lassen Sie sich besser scheiden!«, war der Ratschlag eines Arztes an eine Bekannte, »Das wird so furchtbar, das halten Sie gar nicht aus«, oder bleiben. Und wenn man das will, dableiben, dann muss man sich rüsten und wissen, worauf man sich einlässt.

Zuallererst natürlich durch eine Beratung bei der nächstgelegenen Alzheimer-Gesellschaft*. Danach dürfte spätestens klar sein, dass es schnelle Lösungen – also quasi mal kurz die Luft anhalten und untertauchen, etwas für den Kranken organisieren und dann sein gewohntes Leben weiterführen – nicht geben wird.

*Ich spreche in diesem Buch oft von den »Alzheimer-Gesellschaften«. Hierzu muss man wissen: Es gibt die Deutsche Alzheimer-Gesellschaft in Berlin und viele weitere Alzheimer-Gesellschaften in Städten und Regionen. Alle haben ihre Schwerpunkte auf einem anderen Gebiet, je nachdem, wer sie jeweils gegründet hat, wer mitarbeitet und welche Projekte dort entwickelt und mit welchen Geldern durchgeführt werden.

Ganz im Gegenteil: Der Kranke merkt ja selbst, wie sein Gehirn langsamer arbeitet und versagt, und reagiert darauf mit der Panik eines Ertrinkenden. Er klammert sich an seine Hauptpflegeperson – den Ehepartner oder eines der Kinder – und wütet gleichzeitig gegen die zunehmende Abhängigkeit von diesen Menschen. Der Pflegende selbst braucht jetzt seine gesamte Kraft, um das auszuhalten, und muss sich dazu noch kundig machen über Symptome, Medikamente, über krankheitsgerechten Umgang und über Hilfsmöglichkeiten.

Eine Geschichte langen Leidens, also ein reiner Erfahrungsbericht, hilft mir da wenig, auch wenn Alzheimer eine furchtbare Krankheit ist und das Leid manchmal kaum zu ertragen. Gesucht habe ich nach Ratschlägen, Erlebnissen anderer Betroffener, erzählt ohne Wenn und Aber und ohne höfliche Verpackungen.

Die Tatsache, dass seine Frau so aggressiv gewesen sei, das hätte ihm Kummer gemacht, las ich im Buch eines Mannes über die Alzheimer-Erkrankung seiner Frau. Aha. Das glaube ich ihm. Nur – was hat er getan? Wie hat er sie wieder beruhigt? Wo blieb er mit seiner Wut, seiner Trauer, seiner Ohnmacht? Hat er niemals den Wunsch verspürt, auf der Stelle Amok zu laufen?

Ich habe mir geschworen, ein Buch zu schreiben, das klar benennt, was Sache ist, und in dem gewarnt und auf die Gefahren und Fallstricke der frühen Phasen hingewiesen wird. Diesen Vorsatz fasste ich genau an dem Tag, als ich meinen durch Alzheimer schon deutlich in seiner Wahrnehmung gestörten Vater leichtsinnigerweise noch einmal »kurz« hinter sein Lenkrad ließ und er mir prompt davongerast ist – in Richtung Autobahn.

Davon, dass solche Dinge passieren können, hätte ich gerne

gelesen – vorher. Auch Geschichten darüber, wie der Alltag mit einem Demenzkranken zu teilen und durchzuhalten ist. Und Tipps hätten mir geholfen, Tipps beispielsweise, wie man es schafft, plötzlich die »Oberhand« über den eigenen Vater zu bekommen und sie vor allem auch zu behalten. Oder wie man dem bislang gleichberechtigten Partner klarmacht, dass man jetzt der Boss ist. Ein wenig Vorbereitung auf die absurden Situationen, in die einen die Krankheit schickt, wäre gut gewesen und hätte vielleicht verhindert, dass man immer nur von den Ereignissen überrollt wurde.

Dieses Bedürfnis habe ich bis heute behalten: Je mehr ich erlebe mit meinem Vater, desto mehr möchte ich mich austauschen können, Alltäglichkeiten erzählen und erzählt bekommen. Es entlastet, wenn ein anderer Angehöriger gesteht, dass er seine Kranke auch schon angeschrien und mit Heimeinweisung gedroht hat – weil es so grausam war und ist, jede Minute des Tages ausschließlich für die oder den Kranken zur Verfügung stehen zu müssen. Man sollte mit allen reden, die sich auskennen – und das führt natürlich irgendwann dann auch in eine Selbsthilfegruppe. Diese ist ein Muss und ohne die kommt in dieser langen Zeit keiner aus.

Dieses Buch hat sehr bewusst einen subjektiven Anstrich, denn sobald ich mich hinsetze, um über Alzheimer zu schreiben, fließt es nur so aus mir heraus. Unglaublich, was ich alles gelernt habe in den letzten Jahren. Und dieser Lernprozess wartet auf jeden, der sich in die Pflege eines Alzheimer-Kranken stürzt.

Ich empfehle Ihnen, mein Buch so zu benutzen, wie ich es tun würde – darin schmökern, blättern, sich vielleicht von den vielen kleinen Überschriften leiten lassen und dann doch wieder gezielt nach einem Thema suchen, einem Stichwort nachgehen, das Buch immer wieder weglegen – irgendwohin auf ein Tischchen, aufgeschlagen, mit dem »Gesicht« nach unten – um es dann immer einmal wieder in die Hand zu nehmen.

Ich wünsche Ihnen alle nötige Kraft und viele positive Erlebnisse.

Margot Unbescheid, im Sommer 2009

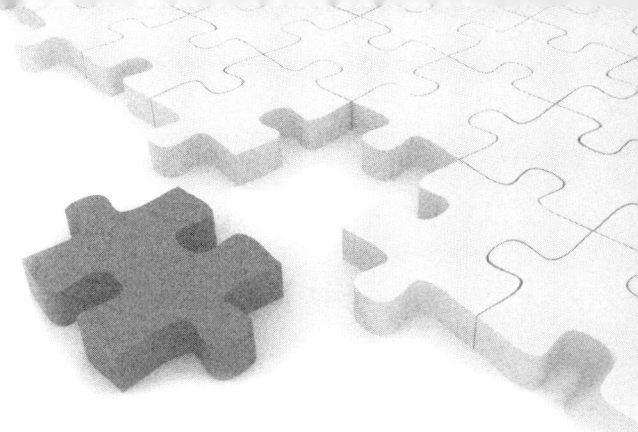

1. Kapitel

Es geht los – Ankommen in der Krankheit

Nichts als Beschwerden, keiner nimmt sie ernst!

Die ersten Warnungen habe ich in den Wind geschlagen, wie es fast jeder tut. Ich wollte gar nicht wissen, was mit meinem Vater geschieht. Dachte eher, die Eltern kommen halt mal gerade nicht gut miteinander aus. Das, was meine Mutter zu erzählen hatte, klang auch sehr nach Beschwerden über ihn. Er würde nur noch meckern, vor allem, wenn es darum ginge, abends mal mit Freunden oder Nachbarn auszugehen. Mit Gewalt müsse sie das durchsetzen. Einmal unterwegs, wäre er gerne dabei und auch bester Laune, aber dann höre er nicht mehr auf zu reden. »Er babbelt und babbelt und lässt keinen anderen zu Wort kommen«, klagte meine Mutter, »und so entsetzlich laut noch dazu.« Ja, leise war er noch nie, dachte ich, er wurde ja auch immer schwerhöriger und kam mit seinem Hörgerät nicht zurecht. Das klang alles nach normalen Alltagsproblemen in diesem Lebensabschnitt, außerdem hatte ich selbst genug um die Ohren, die Kinder, der Job, das Übliche.
Doch die Klagen meiner Mutter rissen nicht ab. »Er ist so vergesslich, sucht andauernd was …« »Aber wann«, fragte ich zurück, »hat dieser Mann mal nichts gesucht! Den Autoschlüssel doch sein Leben lang! Ich hab das von ihm geerbt, bei mir müssen ebenfalls alle ständig helfen, die Brille zu suchen.«

Stecker gezogen?

Mir fiel schon auf, dass mein Vater mit mir gar nicht mehr richtig sprach. Am Telefon reichte er mich gleich weiter, und wenn meine Eltern zu Besuch kamen, blieb er stumm und überließ es seiner Frau, ausführlich zu erzählen. Selbst seine

Enkel beachtete er kaum, fragte stattdessen nach einer Zeitung, blätterte sie teilnahmslos durch, saß danach auf dem Sofa und starrte vor sich hin.

»Na ja«, meinte ein Freund, »das ist wohl oft so.« Viele Männer ziehen im Alter den Stecker und klinken sich freiwillig aus dem Leben aus. Bei dem Vater eines Bekannten sei das so ähnlich: Wenn er zu Besuch käme, bekomme man gerade noch eine Antwort auf die Frage, ob der Kaffee in Ordnung sei oder der Kuchen schmecke. Darüber hinaus nichts. Der Mann betrachte nur noch angeregt die Wand, als ob er sich die Maserung der Raufasertapete einprägen müsste. Wir lachten.

Alles verzettelt

Als Nächstes berichtete meine Mutter von seinen Zetteln. Für jede Tätigkeit schrieb mein Vater sich einen, oft sogar noch mit der Uhrzeit dabei. Ach, dachte ich wieder, auch das mache ich jeden Tag. Man muss sich nur mal bei mir umschauen: Überall kleben Memo-Zettel: Kids Di. – Bücher abgeben; Mi: Kids müssen 10 € für Ausflug mitnehmen; ich – Tageszeitung zahlen; Fahrrad steht noch bei S. – Das ist doch normal.

Und dann kam der Tag, an dem meine Mutter mit starken Herzbeschwerden ins Krankenhaus eingeliefert werden musste. Mein Vater regte sich furchtbar auf. Mein Mann und ich beschlossen, ihn nicht alleine zu lassen, und wechselten uns bei ihm ab.

Die Zettel, die meine Mutter irritiert hatten, fand ich nun auch: 8.00 Uhr – Frühstück. 8.20 Uhr – Zähne putzen. 8.45 Uhr – Geschirr spülen. Echt preußisch, nur Strammstehen und Meldung machen hat er vergessen, dachte ich. Doch es dauerte keinen halben Tag, und mir war klar: Mutter hat Recht, Schock hin oder her, irgendetwas stimmt mit meinem Vater ganz grundsätzlich nicht.

Immer wieder von vorne: diese leeren Augen

Ständig fragte er, was denn los sei, wollte mich nach Hause schicken und wusste, obwohl er selbst noch im Krankenwagen mitgefahren war, nicht mehr, dass seine Frau in der Klinik lag. Kaum, dass ich es ihm noch einmal ganz ausführlich erklärt hatte, fragte er alles wieder von vorne. Teilweise im Fünf-Minuten-Rhythmus. Natürlich vermutete ich stark, dass er krank sein müsse, dennoch war es unglaublich schwer, das auszuhalten und ruhig zu bleiben.

Heute glaube ich, dass einer der Gründe dafür, dass mir Geduld mit meinem Vater so schwer fiel, der war, dass ich mich innerlich auf der Flucht davor befand, genau hinzugucken und zu sehen, was für eine Krankheit das war, die da anfing, ihn zu beherrschen.

Doch die Erkenntnis holte mich natürlich ein: Spätabends schaute ich in völlig leere Augen. Ich hatte meinen Mann abgelöst, und mein Vater schlief schon. Vom Geräusch der Tür geweckt, kam er nachsehen, was los war. Ich begrüßte ihn kurz und erklärte, ich sei wieder zurück, seine Frau liege ja noch in der Klinik. Er sah mich an, und seine Augen waren komplett leer. In seinem Blick war nichts mehr: kein Begreifen, kein Erkennen, kein In-der-Welt-Sein – einfach nur nichts. Es war wie ein erster Hinweis auf das Folgende.

Daraufhin schrieben auch wir Zettel: »Guten Morgen Papa, krieg keinen Schreck – ich bin zu Besuch und schlafe im Gästezimmer. Weck mich zum Frühstück.«

Und wirklich – er kam. Stand morgens um halb sechs in der Tür und sagte: »Jetzt erklär mir doch mal, wie wir hier zusammenkommen. Wo ist denn die Mutter?«

Guter Rat ist wirklich teuer

Jetzt kam ich nicht mehr länger drumherum: Ich rief endlich die Bekannte an, von der ich wusste, dass sie bei einer der Alzheimer-Gesellschaften in Deutschland arbeitete, und erzählte ihr von dem seltsamen Verhalten meines Vaters. Ihr Kommentar war immer nur ein beunruhigendes: »Oh, oh!« Dadurch wurde mir, noch während ich redete, klar, dass ich eigentlich schon längst wusste, was los war. Dass nämlich alles, was ich erzählte, Symptome für eine Demenz sein konnten. Sie riet mir, einen großen Gesundheits-Check machen zu lassen, gab mir Tipps für Tests, Medikamente, Gedächtnisambulanzen bzw. -sprechstunden und sprach vom »menschlichen Umgang« mit den Kranken. Am Ende gab sie mir einen Rat mit auf den Weg, den ich damals noch nicht so ganz verstand. Sie sagte, alles, was ich berichtete, seien negative Symptome. Ich solle doch einmal genauer schauen, was mein kranker Vater tue, und etwas Positives finden. Also mir beispielsweise überlegen, was ich an ihm mag oder wofür man ihn lieben kann. Ich dachte eigentlich gleich: Was soll das denn?, war ihr aber für die praktischen Ratschläge so dankbar, dass ich das höflicherweise nicht sagte.

Bis mir ihre Ratschläge wieder in den Sinn kamen, ist sehr viel Zeit vergangen. Zeit, in der ich sehr viel Kraft verbraucht habe. Und genau das wollte sie mir vielleicht ersparen. Mittlerweile weiß ich, worum es ihr ging: Man muss sich – und damit auch den Kranken – immer wieder in eine positive, entspannte Stimmung bringen. Hat man hauptsächlich die Defizite des Kranken und die Last, die das Leben damit bedeutet, im Kopf, lässt sich der Alltag mit dem Alzheimer Kranken auf Dauer nicht bewältigen.

Den Kranken umerziehen – keine Chance!

Unfassbar, wie leicht sich das hier schreiben lässt. Dabei ist es unendlich schwer, sich daran zu halten, denn der Alltag ist wirklich kaum zu ertragen. Der Kranke kann immer weniger allein gelassen werden und hängt den ganzen Tag wie eine Klette an dem pflegenden Angehörigen. Ich habe immer versucht, mich dagegen zu wehren, wenn ich im Einsatz war, und das passiert mir, glaube ich, selbst heute noch manchmal. Noch immer versuche ich, den Kranken in Kleinigkeiten »umzuerziehen«. Will ihn dazu bringen, dass er sich an verschiedene Regeln hält, wie z. B. mir Pausen zu lassen oder zu akzeptieren, dass ich Zeitung lese, auch mal döse oder eine TV-Sendung sehen will, ohne sein Dazwischengequatsche mit einem ständigen »Guck doch mal«. Ich möchte ihm beibringen, dass er keinen Anspruch auf ununterbrochene Aufmerksamkeit haben kann, nicht von morgens bis abends – dass das einfach nicht geht!
Aber die Symptome der Krankheit Alzheimer lassen sich einfach nicht »umerziehen«. Diese Versuche erhöhen nur den Stress für den Kranken und damit letztlich wieder für die Pflegenden selbst.

Die Verwirrung nimmt zu

Das Weihnachtsfest kam näher, und meine Mutter sollte bald aus dem Krankenhaus entlassen werden. Oh ja, Geschenke habe er schon, verkündete mein Vater – er müsse sie nur noch verpacken. Und er holte seine Geschenke, drei Taschenbücher, dazu Geschenkpapier, Schere, Tesafilm und seltsamerweise auch Leim, also Flüssigkleber. Ich wollte gerade fragen, was wir mit dem Leim anfangen sollten, da kleisterte er fröhlich den Einband des ersten Buches damit ein und klebte ein Stück Geschenkpapier drauf. »So«, mein Vater strahlte, »super, was?« Mir wurde mulmig. Zwei der Bücher hätte ich noch retten können – allerdings gegen seinen starken Widerstand und auf Kosten einer sehr unschönen Auseinandersetzung und dazu noch mieser Stimmung für den Rest des Tages. Also ließ ich es bleiben und versuchte, mich darüber zu freuen, dass er immerhin endlich einmal etwas für seine Frau tat, dazu noch voller Freude. Das war doch prima. Also gelang mir das Kunststück, die Geduld zu behalten. Ich ließ ihn das bunte Papier weiterhin direkt auf die Bücher kleben, auch wenn mir die Beherrschung schwerfiel.

»Ja, dann fahr ich mal jetzt ins Schwimmbad und bring die Jacke zurück.« Entschlossen setzte mein Vater sich hin und zog seine Schuhe an. »Nein, lass, das machen wir morgen.« Er verdrehte die Augen, schimpfte, immer wolle ich alles anders, gerade eben habe ich das doch gesagt. Gar nichts hatte ich gesagt, aber das war ja egal. »Pass auf«, also zum 50. Mal, »die Jacke hast du im Krankenhaus aus Versehen mitgenommen und deine dort hängen lassen. Das macht nichts, wir fahren morgen wieder hin und holen deine und geben diese zurück. Ich habe schon angerufen.« »Im Krankenhaus? Musst du ins

Krankenhaus?« Nein, natürlich musste nicht ich ins Krankenhaus: »Mutter liegt im Krankenhaus.« Nach einer Weile hatte er alles wieder verstanden. Dafür fing er jetzt wieder vom Schwimmen an. Diese Woche brauche er nicht hin, versicherte ich ihm. So war das auch wieder gut.

»Aber die Jacke … «, langsam wurde ich immer gereizter, zum Glück kam mein Mann. Aufgeregt stürzte sich mein Vater auf ihn und verwickelte ihn in ebenso lange Debatten um die Jacke wie vorher mich.

Zwischendurch Luft holen – mein Mann wollte nur wissen, wer am nächsten Tag den Vater hüten komme, weil wir beide Termine hatten. Onkel Karl, sagte ich, der Bruder meines Vaters, hatte zugesagt. Wir hatten meinen Vater einen Moment nicht beachtet, schon stand er hinter uns, besagtes Kleidungsstück in der Hand: »Na, dann gebe ich dem am besten die Jacke wieder mit!« »Wem?« »Na, dem Karl, dem gehört sie doch!«

Die Uhr: der ultimative Beweis

»Lass deinen Vater einfach eine Uhr zeichnen«, riet eine Freundin, »wenn er das nicht mehr kann, dann hat er ganz sicher Alzheimer.« Wunderbar, dachte ich, es geht ja ganz einfach, rauszukriegen, was los ist. Warum sagen sie mir das nicht gleich?

Beim nächsten Besuch war ich fest entschlossen, meinen Vater malen zu lassen. Dann aber musste ich ganz intensiv seine Aussetzer erleben und nahm wahr, dass er alles immer wieder von vorne erzählte und plötzlich nichts mehr verstand. Danach wirkte er wie zu sich gekommen, völlig normal – und begriff, was passiert war und dass ihm das jederzeit wieder drohte. In seinen Augen konnte man deutlich die Angst sehen, dass das wieder geschehen würde, aber auch gleichzeitig die Angst, dass auch ich das kapiert haben könnte. Er begann, diese Angst wegzureden: Er habe halt ein bisschen »nachgelassen« in der letzten Zeit und müsse sich jetzt wieder mehr »zusammenreißen«, vor allem sein Gedächtnis trainieren. Er redete und redete – was er übrigens bis heute tut.

Damals war es mir nicht möglich, ihn zu bitten, mir einen endgültigen Beweis seiner Unfähigkeit zu liefern. Mir fiel plötzlich auf, dass nach einer misslungenen Uhrzeichnung nicht nur ich 100%ig sicher gewesen wäre, dass er an Alzheimer erkrankt ist – sondern auch er! Das konnte ich ihm nicht antun. Also beschloss ich, dass das der Arzt prüfen müsse, der sicher viel behutsamer mit ihm umgehen könnte.

Meine Mutter, wieder auf dem Damm, ging mit ihm zum Arzt. Anschließend erzählte sie hauptsächlich, wie anstrengend es war, mit meinem Vater im Wartezimmer zu sitzen, dass er bereits nach fünf Minuten zu meckern begann. Nach zehn wollte er nicht mehr sitzen bleiben, und nach einer Viertelstunde fing er lauthals an zu schimpfen. Der Arzt hätte nicht viel gesagt. »Wie, nicht viel?« »Na ja, das wäre jetzt so.« »Was?« »Na, dass er wohl dement wird.« »Und was macht man in so einem Fall?« »Na, nichts«, sagte meine erschöpfte Mutter, »ist halt so, er kriegt Tabletten.« Wogegen?

Das nächste Mal begleitete ich meine Eltern zum Arzt. Es war, als sollte ich eine perfekte Vorstellung davon bekommen, warum meine Mutter von Arztbesuchen kaum noch etwas hielt. Weder war es möglich, die Wartezeit dem Zustand meines Vaters anzupassen und entsprechend kurz zu halten, noch war daran gedacht worden, meinem Vater eine Untersuchung im

Nebenzimmer zu ermöglichen, damit meine Mutter und ich mit dem Arzt allein und in Ruhe sprechen konnten. Und, was viel wichtiger war, damit er nicht hinterher mit ihr Streit anfing wegen der »ganzen Lügen«, die sie dem Arzt über ihn erzählt hätte.

Nach diesen unfruchtbaren Bemühungen im Vorfeld – bzw. Wartezimmer standen wir einigermaßen zermürbt im Sprechzimmer. Der Arzt besorgte Sitzgelegenheiten für uns alle und dirigierte uns vor seinen Schreibtisch. Dort hockten wir provisorisch etwas tiefer als der Arzt selbst, so dass wir alle zu ihm aufsehen mussten.

Während meine Mutter sich tapfer abmühte, irgendwie indirekt (mein Vater hörte ja zu) von den Problemen und vor allem davon, dass ihr Mann jetzt immer sehr schnell wütend zu werden drohte, zu berichten, schaute sich der Arzt den Patienten an und sagte: »Na, der sieht doch recht fröhlich aus.« Meiner Mutter blieb die Spucke weg – ich sprang ein, fragte nach Medikamenten, die ihn vielleicht etwas ruhiger machen könnten, und wollte wissen, ob das nun diese Gedächtniskrankheit – Alzheimer – sei oder eine andere Art von Demenz. Da griff der Arzt plötzlich, ohne dass ich noch dazu gekommen wäre, den Uhren-Test zu erwähnen, ein Blatt Papier, reichte es meinem Vater und bat ihn, eine Uhr zu zeichnen. Bis heute habe ich dieses Erlebnis glasklar vor Augen: Mein Vater rutschte an den Schreibtisch, hockte unsicher am äußersten Rand der Stuhlkante, musste sich hochrecken und das Blatt Papier schräg auf den Terminkalender und die Unterlagen des Arztes legen. Er begann mit einem Kreis. Dann fing er an, die Uhrzeiten einzutragen. Die 12 gelang ihm ganz gut, aber schon bei der 11 wurde er unsicher über die Position. Er verzettelte sich, murmelte vor sich hin: »Nein, das stimmt ja nicht, komisch, also, das muss doch …« Er wurde immer nervöser, bis ihm der Arzt endlich das Blatt abnahm und sagte, »Ja, das reicht schon«, und zu uns gewandt: »Sehen Sie, er kann es nicht mehr.«

Von Behutsamkeit, auf die ich gesetzt hatte, keine Spur. Als wir uns später einmal beschwerten, dass er im Beisein des Patienten über diesen rede, sagte der Arzt: »Ach, der hat das doch gleich wieder vergessen.«

Von einer anderen Tochter eines anderen Alzheimer-Patienten hörte ich danach, dass ihr Vater sich regelrecht Spickzettel geschrieben hatte, wenn es wieder zum Arzt ging und er wusste, da warteten Tests auf ihn. Sobald der Arzt – sagen wir mal – nach seinem Alter fragte, zog er ganz stolz seine Zettel aus der Tasche und las die Antwort ab.

Es gibt, glaube ich, keinen Alzheimer-Patienten, mit dem das Uhrzeichnen nicht veranstaltet wurde – seien Sie aufmerksam und versuchen Sie das Prozedere mit dem Arzt vorher abzusprechen, damit Ihr Kranker oder Ihre Kranke dabei nicht entwürdigt wird!

So langsam und einfach wie möglich

Wenn ich die Betreuung meines Vaters übernahm, musste ich mich dauernd bremsen, den Schalter umlegen und alles ganz langsam tun. Immer erst gründlich nachdenken und erst danach handeln, sonst verwirrte ich ihn total, und er reagierte dann ziemlich ungehalten. Das heißt, man musste ihn wieder »entwirren«, also aus der unsicheren Stimmung, die Angst hervorrief und ihn wütend machte, wieder herausholen. Mit Ruhe, Lob und Scherzen – ein hartes Stück Arbeit.

Vor allem ist wichtig: nie mehr als zwei Dinge gleichzeitig tun oder dieses von dem Kranken verlangen. Das ist der ultimative Grundkurs in Selbstdisziplin. Man merkt plötzlich, dass man ständig mit mehreren Dingen gleichzeitig befasst ist und das auch von dem Kranken verlangt. Schon die Bitte: »Geh doch mal in den Keller und bring die leere Flasche runter«, ist grenzwertig. Gewöhnlich hängen wir aber, ohne großartig nachzudenken, noch mehr an einen solchen Satz: »Ach, nimm doch grad die Hose, die da auf dem Treppengeländer hängt, mit in die Waschküche, die ist schmutzig.« Das ist eindeutig viel zu viel.

Bei uns klappte nichts mehr, denn mein Vater reagierte zunehmend auch böse. Ich glaube, dass er das Wissen, dass er es war, der etwas nicht mehr verstand, nicht akzeptieren konnte, weil das seine ohnehin schon vorhandene Angst noch verstärkt hätte. Und wenn er halt nicht daran schuld sein durfte, dann musste das ja ein anderer sein – im Regelfall meine Mutter oder ich – wir wollten ja dauernd etwas Unmögliches von ihm.

Auch das Einkaufen war ganz furchtbar geworden. Solange mein Vater nah an meiner Seite laufen konnte, ging es ganz gut, aber jedes Warten – z. B. an der Fleischtheke, an der Kasse – machte ihn verrückt. Er schimpfte sofort los, und wenn ich versuchte, ihn zu beruhigen, wurde er immer lauter. Bis dann dieser Mann auf Krücken versucht hat, an uns vorbeizuhumpeln – dabei kam es zum show-down im Supermarkt: Statt dem Behinderten Platz zu machen, stieß mein Vater ihn um und drohte ihm Schläge an, weil er ihm zu nahe gekommen war und er dessen Ungeschicklichkeit nicht mehr verstand und sich von ihm bedroht fühlte. Natürlich hat mein Vater auch früher schon mal gemeckert, wenn ihm etwas nicht gepasst hat, aber er war doch ein hilfsbereiter Mann. Jetzt brauchte er nur noch selbst Hilfe.

Die Profis kommen

Endlich, wenn auch langsam, gerieten wir an Profis: Meine Mutter nahm Kontakt mit der örtlichen Tagespflegestelle auf. Dort begegnete sie Menschen, die die Probleme, die wir hatten, nicht nur verstanden, sondern auch bestens kannten. Hier gab und gibt es bis heute Kompetenz und Einfühlungsvermögen.

Sie berieten meine Mutter in allen Fragen und empfahlen ihr auch, meinen Vater mindestens einen Tag in ihre Einrichtung zu bringen, um überhaupt mal wieder zur Ruhe zu kommen. Das tat sie dann auch, aber mein Vater wehrte sich bald sehr dagegen. »Willst du mich wieder zu den Verrückten da bringen?«, fragte er. Und obwohl die Mitarbeiter der Tagespflege versicherten, dass das normal sei, sie nur durchhalten müsse, brachte sie es nicht übers Herz und behielt ihn erst einmal doch zu Hause. Was sich – wie der Leiter und die Betreuer des Tagespflegeheimes schon vorausgesagt hatten – als falsch erwies, da die Pflege ohne solche Auszeiten meine Mutter an den Rand des körperlichen Zusammenbruches brachte.

Meine persönlichen Tipps für Sie:
- **Rufen Sie sich die positiven Seiten des Kranken in Erinnerung und verschaffen sich damit Entspannung.**
- **Eine »Umerziehung« des Kranken klappt nicht.**
- **Sie müssen üben, geduldig zu bleiben.**

- Sollte ein Arzt den »Uhr-Test« machen wollen, vergewissern Sie sich vorher, dass eine angenehme Testsituation gewährleistet ist.
- Tun Sie nie zwei Dinge gleichzeitig und verlangen das auch nicht vom Kranken.
- Suchen Sie so schnell wie möglich kompetente Unterstützung.

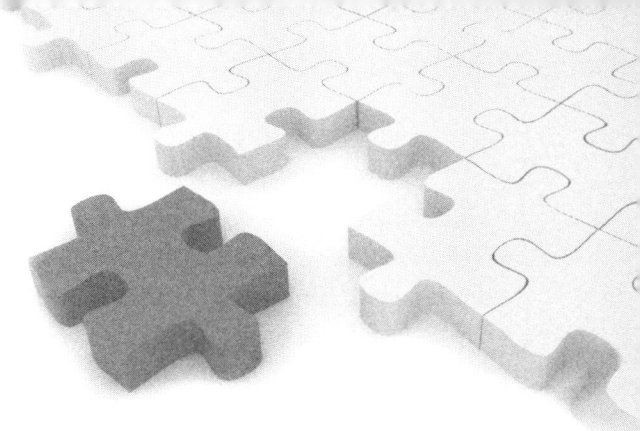

2. Kapitel

Die Gefahren des Verdrängens

Vermutlich spricht jede Familie anders über die Krankheit und auch zu einem anderen Zeitpunkt. Ich bin überzeugt, dass die meisten Angehörigen anfangs ähnlich reagieren wie ich, nämlich dass sie nicht wahrhaben wollen, dass alle Symptome auf Alzheimer hinweisen.

Bei den Kranken bin ich sehr unsicher, denn eigentlich müssten sie die ersten Anzeichen viel früher bemerken als der Rest der Familie. Aber natürlich verdrängen das die meisten. Und auch diese Reaktion kenne ich von meinem Vater sehr gut.

Er kam anfangs aus seiner Tagespflege zurück und erzählte, wie schwer die Arbeit mit den Patienten sei. »Du musst dir vorstellen, da sind welche, die hängen nur noch so im Stuhl.« Dann machte er sie nach und erzählte, dass diese Menschen auch nicht mehr alleine essen könnten. Aber ich solle mir keine Sorgen machen, er würde den Leuten dort – dem Personal – unter die Arme greifen, da ginge das schon.

Den Mitarbeitern vor Ort blieb diese Strategie natürlich nicht verborgen. Sie stellten fest, dass mein Vater ein Meister im Vertuschen seiner Krankheit war. Das stimmt, aber er verbarg sie nicht nur vor der Familie, den Nachbarn und Freunden, sondern ganz besonders vor sich selbst. Stunden über Stunden habe ich mir angehört, dass er sich einfach wieder ein bisschen mehr zusammenreißen würde, er habe sich doch arg hängen-lassen in letzter Zeit, aber jetzt … An dieser Erklärung hielt er sich lange fest. Selbst noch, als er schon nicht mehr alleine nach Hause finden konnte und nicht mehr bemerkte, dass er mir das Ganze schon zum sprichwörtlich hundertsten Male versichert hatte.

Jetzt, im Nachhinein, fällt mir auf, dass auch ich es vermieden habe, seine Krankheit im Gespräch mit ihm beim Namen zu nennen. Ich wusste nie so recht, wie ich ihm seinen Zustand beschreiben sollte. Er reagierte ja in dieser Anfangszeit sehr böse, wenn es auch nur den leisesten Hinweis darauf gab, wir würden glauben, er könnte irgendetwas nicht mehr. Zunächst passierte mir natürlich wirklich, dass ich ihm vorhielt, er könne nicht mehr alleine bleiben. Und jedes Mal regte er sich derart auf, dass es anschließend viel schwerer wurde, einen Grund zu finden, warum ich nicht nach Hause ging, sondern weiter bei ihm blieb.

Für mich war das ja auch extrem gewöhnungsbedürftig, vor allem dann, wenn er mich eigentlich loswerden wollte. Glücklicherweise bemerkte ich irgendwann, dass es ihm auch nicht ganz geheuer war, wenn ich zur Jacke griff und sagte: »Gut, dann gehe ich halt.« Er fand dann schnell etwas, was wir unbedingt noch vorher tun mussten, und wenn es nur Kaffeetrinken war.

Auch wollte er nie den Grund für seine Arztbesuche wissen. Er hat alles überspielt und einfach so getan, als hätte meine Mutter schon wieder ein Problem und er müsste sie begleiten.

Speziell bei den Sprach- und Verständnistests des Arztes war mir richtig unwohl. Ich dachte, die müssten meinen Vater doch geradezu mit der Nase auf seine Unfähigkeiten stoßen. Von den Angehörigen anderer Alzheimer-Patienten habe ich später gehört, dass ihre Kranken bei diesen Tests sehr wohl bemerkten, was mit ihnen los war, und anfingen zu weinen. Doch mein Vater machte alles geduldig mit, ohne – nicht einmal im Abschlussgespräch – irgendetwas nachzufragen, weder nach einer Diagnose noch nach dem Grund für all diese Testfragen. Zu Hause schimpfte er, wenn es darum ging, Tabletten zu nehmen – die blöden Ärzte, von denen hielte er sowieso nichts –, öffnete aber schließlich doch brav den Mund und schluckte seine Medizin.

Wir denken uns jetzt ein Schweinehirn

Matthias hatte es einfacher mit seiner Mutter: Was denn nur mit ihr und ihrem Kopf los sei, wollte sie wissen, und er entschied sich kurzerhand für eine direkte und einfache Erklärung. »Pass mal auf«, sagte er, »du bist doch eine Metzgertochter, und du weißt, wie das aussieht, so ein Schweinehirn.«
Er schnappte sich ein Blatt Papier und malte es grob auf: »So ähnlich ist das bei uns auch und hier, an den Rändern, da fängt das an auszufransen bei dir. Das ist Verschleiß.« Mehr Information brauchte sie offenbar nicht, sie hat ihn nie wieder gefragt.

In Matthias Angehörigengruppe gab es einen Alzheimer-Kranken, der sich einfach aufgegeben und die Diagnose Alzheimer wie eine Urteilsverkündung hingenommen hatte. Er sprach und reagierte kaum noch, saß nur traurig herum. Sein körperlicher Verfall ging so rasant, dass seine Frau die Pflege schon bald nicht mehr alleine bewältigen konnte. Gerade als sie dachte, sie müsse ihn nun endgültig in ein Pflegeheim geben, starb ihr trauriger Mann an einer Lungenentzündung.

»Sie sind ja eine Zumutung für Ihren Mann!«

Barbara Koch, eine lebhafte Rentnerin aus der Selbsthilfegruppe einer Freundin, regt sich heute noch auf, fünf Jahre danach. »Ich hab ihm gar nichts gesagt – er hat mir ständig etwas vorgehalten! Andauernd beklagt hat er sich über mich! Nicht mehr zum Aushalten wäre es mit mir und es würde jeden Tag schlimmer werden!« Ihre Sehfähigkeit hatte sich damals gerade extrem verschlechtert, und sie musste mit neuer Brille und Lesegeräten zurechtkommen. Verunsichert, wie sie dadurch war, hat sie ihrem Mann geglaubt, sie hätte ein Problem. Auf die Idee, dass er krank sein könnte, kam sie überhaupt nicht. Freunde waren es, denen er extrem schlecht gelaunt und depressiv erschien. Sie rieten zu einem Besuch bei einer Psychologin.

Gesagt, getan: Der Mann war kaum eine Viertelstunde im Sprechzimmer, da kam die Ärztin heraus und bat Barbara Koch dazu. »Die hat losgelegt! Ob ich eigentlich wüsste, was für eine Zumutung ich für meinen Mann wäre! Was der alles für mich machen müsste, das wäre ja nicht zu fassen. Wegen meiner schlechten Augen müsste der ja quasi für mich mit gucken, andauernd auf mich aufpassen und so fort ...«

Doch Barbara Koch ließ sich jetzt nicht mehr irritieren, sie suchte, fragte herum und stieß bald darauf im Lokalblatt auf einen Artikel über die Gedächtnissprechstunden für Alzheimer. Da las sie vieles, was auch auf ihren Mann zutraf, und so brachte sie ihn dazu, sie dorthin zu begleiten. Auch er ließ alle Untersuchungen über sich ergehen und machte bereitwillig mit, ohne nach den Gründen zu fragen. Also musste er, trotz aller Vorwürfe an seine Frau, innerlich doch auch gewusst haben, dass mit ihm ernsthafte Veränderungen vorgingen und nicht mit ihr.

Auch Hoffnung kann helfen

Auf die Diagnose Alzheimer reagierten beide Kochs dennoch zuerst wie betäubt. Endlich Bescheid zu wissen, war einerseits erleichternd, und es war natürlich auch gut, dass der Kranke selbst ganz ruhig blieb. Die Broschüre über die Krankheit aber, die ihr die Ärzte in die Hand gedrückt hatten, traute sich Barbara Koch erst ein paar Tage später zu lesen. Bei der genauen Beschreibung der Krankheitsstadien, die noch auf sie zukommen würden, brach sie in Tränen aus. Ihr Mann hatte einen unerwartet wachen Moment, kam, nahm ihr die Broschüre aus der Hand und las selbst. Am Ende weinte auch er und wollte sich auf der Stelle umbringen. »Das habe ich aber verhindert!«, verkündet sie: »›Ja, bist du denn ganz verrückt?‹, fragte ich ihn, ›nachher finden die noch ein Medikament gegen die Krankheit und dann hast du nichts mehr davon, weil du ja schon tot bist!‹«
Von diesem Argument ließ er sich tatsächlich überzeugen.

Wie auf einem schlechten LSD-Trip

Bei meinem Vater begann ein anstrengendes Wechselspiel: Mal war er ganz klar, dann wieder höchst verwirrt – was den Umgang mit ihm nicht gerade erleichterte. Wir mussten ständig auf der Hut sein, denn kaum erzählte meine Mutter mir, dass er sich drei Stunden lang in seiner Heimatstadt verlaufen hatte, wurde er prompt an dieser Stelle »hellwach« und stritt das mit aller Entschiedenheit ab.
Natürlich kannten wir den Rat, in der Anwesenheit des Kranken nicht über seine Defizite zu sprechen. Aber wie sollte man das denn bewerkstelligen? Der Kranke blieb ja immer dabei, tappte ihr bzw. uns immer hinterher.

Auf so etwas Einfaches wie Barbara Koch sind wir damals nicht gekommen, sie hat einfach betont über »Herrn Müller« gesprochen, wenn sie über das Befinden ihres Mannes in dessen Anwesenheit Auskunft geben musste.

Mein Vater kam mir damals nach längerer Beobachtung manchmal vor wie jemand auf einem schlechten LSD-Trip: Je mehr ihm sein Gehirn das Verständnis für alle Vorgänge um ihn herum entzog, desto mehr musste er in jeder Situation dabei sein, am besten noch im Mittelpunkt stehen. Deswegen redete er und redet er heute noch ohne Punkt und Komma auf jeden ein. Vom frühen Morgen bis zum späten Abend. Das scheint mir eine Konsequenz aus seiner starken Verdrängung zu sein. Er muss sich die Dinge »vom Leib reden«, sie sich damit fernhalten.

Und genau das versuchte er von Beginn der Krankheit an: sie wegzureden. Eine riesige Aufgabe, vor allem eine so langwierige. Es handelt sich hier ja nicht nur um ein paar Monate unzuverlässiger Gedächtnisleistungen, die man sich klein- oder schönreden müsste. Nein, nach der Zeitrechnung meiner Mutter sind seit dem Zeitpunkt, an dem ihr die ersten Symptome auffielen, bis jetzt etwa zehn Jahre vergangen. Und mit weiteren fünf bis zehn Jahren ist zu rechnen, vielleicht sogar noch länger, bei seiner hervorragenden körperlichen Gesundheit.

Vorsicht: Ratschläge von Alzheimer-Veteranen

Im Gegensatz zu den Kranken können sich die Angehörigen Verdrängung nicht leisten, es sei denn, sie wollten Katastrophen provozieren. Das hatte mir meine Bekannte von der Alzheimer-Gesellschaft gleich gesagt, da gäbe es schlimme

Beispiele. Ein Mann habe seine Frau tätlich angegriffen, weil er ihre Erklärung, warum das rote Licht im Auto auch nach dem Abschließen noch weiterblinkte, nicht mehr verstehen konnte.

Von »Alzheimer-Veteranen« kamen gleich Warnungen, unbedingt aufzupassen, ja der Rat, am besten sofort an einem der Kurse teilzunehmen, die Fachleute zum Erlernen des Umgangs mit Alzheimer-Kranken abhalten. Diese Kurse bieten oft die Alzheimer-Gesellschaften, aber auch andere mit der Krankheit befasste Organisationen an. All diese Kurse werden von den Krankenkassen bezahlt.
Ein Freund, der als Arzt früher in der Gerontopsychiatrie gearbeitet hatte, bat mich ebenfalls um Vorsicht. Er meinte, dass eine so große Angst, wie Alzheimer-Patienten sie empfinden können, ihnen auch unbändige Kräfte verleihen kann. Er hatte es nicht nur einmal erlebt, dass der Einsatz von starken Pflegern notwendig war, um einen tobenden Alzheimer-Kranken zu bändigen. Klar, der Hintergrund für solche Ausfälle ist immer – so war es hier auch –, dass jemand nicht richtig und krankheitsgerecht auf den Patienten reagiert hatte. Mein Freund befürchtete, das könnte uns als Alzheimer-Laien auch jederzeit passieren.

»Soso, und die Autoschlüssel hat er von Ihnen?«

Etwas so Schlimmes konnte bei uns nicht geschehen, wir verdrängten ja die Krankheit nicht, da hatte ich gar keinen Zweifel. Zugegeben, es war schwierig in dieser Zeit, die Oberhand zu bekommen, ohne eine klare Ansage machen zu können. Wir konnten meinem Vater natürlich nicht sagen: »Pass auf, ab heute haben wir hier das Kommando, weil sich dein Gehirn ja verabschiedet.« Besonders schwierig wurde das vor allem beim Autofahren. Verkünden Sie mal Ihrem Vater ohne eine besondere Begründung, dass er jetzt nicht mehr Autofahren darf. Wenn Sie sagen: »Du bist zu krank«, antwortet der: »Quatsch, ich bin kerngesund, ich fahre jetzt und basta!«

Eines Tages, als ich meinen Vater zu »hüten« hatte, hatten sich Organisationsprobleme ergeben und ich brauchte mein eigenes Auto. Das stand noch in der Nachbarstadt bei mir vor der Haustür. Vom Arzt wussten wir, dass mein Vater »eigentlich« nicht mehr ans Steuer sollte, doch das kleine Stück, dachte ich, wenn ich mit meinem Auto vorneweg und er mit seinem hinterherführe, da hätte ich ja die Kontrolle …
Also packte ich meinen Vater kurzerhand in sein Auto und fuhr auf dem Hinweg zunächst einmal selbst. Bei mir zu Hause angekommen, hatte ich im Stillen beschlossen, uns zuerst einmal ein schönes Mittagessen kochen, in der heimlichen Hoffnung auf eine Pause für mich. Denn die Kinder könnten sich ja nach dem Essen ein bisschen mit ihrem Großvater beschäftigen. Aber nein, der Kranke streikte von Anfang an: Er wurde sofort störrisch und wollte gleich wieder zurück. Nur mit großer Mühe konnte ich ihn überreden, sich auf einen Stuhl zu setzen. Doch sitzen blieb er nur sehr kurz, stand schon wieder hinter mir und streckte mir die Hand hin und sagte, »Also dann tschüss, ich muss jetzt los.« Nichts war ihm recht, er wollte sich einfach nicht ablenken lassen.
Alle Wohnungen außer seiner eigenen waren ihm plötzlich suspekt geworden. Diese Tatsache hatte ich nicht ernst genug genommen – natürlich auch, weil es nicht in meine eigenen Pläne passte.
An eine Pause war also kaum zu denken. Selbst, als seine sonst so geliebten Enkel endlich aus der Schule eintrafen, fragte er

dauernd entweder nach seinem Fahrrad oder seinem Autoschlüssel und sogar nach der nächsten Bushaltestelle.

Allerdings konnte ich, während die Kinder geduldig seine
Fragen beantworteten, wenigstens kochen, und der Geruch
des Essens schien die Situation zu retten: Mein Vater setzte
sich an den Tisch und aß. Ich atmete auf. Doch kaum hatte
ich selbst angefangen zu essen, sprang er schon wieder auf.
Er hatte es doch tatsächlich geschafft, in absoluter Rekordzeit
alles in sich hineinzustopfen, und verlangte direkt nach seinem Autoschlüssel. Schließlich nahm er ihn einfach aus meiner Handtasche und war zur Tür hinaus, bevor ich reagieren
konnte.

Ich ließ mein Essen stehen, raste hinterher und schaffte es
gerade noch, mich mit dem Auto vor ihn zu setzen und ihm
klarzumachen, mir zu folgen. Das klappte, bis ich im Rückspiegel sah, dass er auf jedes Abbremsen oder Anhalten mit
Schimpfen und Kopfschütteln reagierte. An der nächsten roten Ampel platzte ihm offenbar der Kragen: Mit einer wag-
halsigen Fahrt über den Bürgersteig raste er – es blieb Rot
– wie ein Polizeieinsatzkommando aus einem Fernsehkrimi
über die Kreuzung.

Mir rutschte der Magen in die Schuhe, mir wurde übel, und
ich hörte die Stimmen der Polizisten, die ich jetzt verständi-
gen musste: »Moment, Sie sagen, Ihr Vater ist demenzkrank
und er ist Ihnen mit dem Auto davongefahren? Soll das hei-
ßen, Sie haben ihn ans Steuer gelassen? Und Sie wussten, dass
er unter Wahrnehmungs- und Gedächtnisstörungen leidet?
Wie kommt dieser Mann an einen Autoschlüssel? Ach, den
hat er von Ihnen?« Ebenso eindringlich waren die Bilder, die
ich gleichzeitig vor mir sah: mein Vater, wie er mitten auf der
Autobahn – denn wir befanden uns auf einer Zubringerstra-
ße – den Motor abstellt und aus dem Auto steigt. Dann die

ersten Autos, die in das seine hineinrasen – Männer, Frauen mit Kindern. Blutüberströmte Schwerverletzte, darunter auch er …

Ich rief damals nicht die Polizei, vermutlich, weil ich zu feige war. Nach anderthalb Stunden Suche allerdings konnte ich es nicht mehr verantworten und wollte gerade los, da tauchte mein Vater plötzlich wieder auf, vor seiner eigenen Garage und war etwa so schlecht gelaunt mit mir, wie ich mir vorgestellt hatte, dass die Polizisten es sein würden.

»Ab heute bin ich hier der Boss!«

Mir war nach dem Davonfahren meines Vaters ein für alle Mal klar, dass ich diese Krankheit immer noch nicht ernst genug genommen hatte. Und dass ich mich meinem Vater gegenüber durchsetzen musste. Am besten natürlich mit Ruhe und Gelassenheit – aber selbst wenn ich diese nicht mehr aufbrachte: Er musste mich und meine Mutter natürlich auch als Chefs akzeptieren. Schöne Aufgabe. Vor allem für meine Mutter, sie hatte ja jeden Tag aufs Neue dafür zu sorgen, dass ihr Mann die Hände vom Steuer ließ. Von seiner Frau, die sonst immer schön auf dem Beifahrersitz saß, wollte er sich erst mal gar nicht reinreden lassen. Und wenn das nichts half, wurde er aus dem Stand theatralisch: »Das ist doch das einzige Vergnügen, was ich noch hab, lass mir das doch wenigstens.« Schwer, da hart zu bleiben.

Einige Frauen berichten, ihre Männer hätten nach der Diagnose und dem Hinweis, dass sie nicht mehr Autofahren dürften, die Finger sofort vom Steuer gelassen. So schnell, dass der Verdacht naheliegt, die Fahrerei habe ihnen schon länger

Probleme bereitet. Nach der ärztlichen Anordnung hatten sie dann endlich die Legitimation, es sein zu lassen.

Andere an Alzheimer erkrankte Männer reagierten so heftig, dass den Frauen nichts blieb, als die Schlüssel zu verstecken. In der Folge aber versuchten diese Männer, sämtliche ähnlich aussehenden Autos in der Nähe ihrer Wohnung aufzumachen – durchaus mit völlig ungeeigneten Schlüsseln. Woraufhin die Ehefrauen sich in unangenehm laute öffentliche Auseinandersetzungen stürzen mussten.

Medikamente zur Beruhigung

Auch um die Beruhigungsmittel kümmerte ich mich nun verstärkt. Ich sah darin damals ja noch unser Heil, na ja, zumindest ein bisschen Heil. Der Arzt, der sie schließlich verschrieb, sagte: »Davon können Sie ihm statt 15 Tropfen auch einen ganzen Esslöffel geben oder zwei, die sind ganz harmlos, das Einzige, was dann passiert, ist, dass er Ihnen zwei Tage durchschläft.«

Prima, das machten wir. Wir gaben ihm die Tropfen: nichts geschah, zwei Stunden später immer noch nichts, er war rege, unruhig und leicht gereizt, so wie meistens. Auf dem Beipackzettel fand ich den Hinweis, dass bei Krankheiten, die Veränderungen im Gehirn auslösen, die Wirkung ausbleiben könnte oder noch schlimmer: das Gegenteil erreicht würde. Das hieß, es war damit zu rechnen, dass der Patient statt ruhiger noch nervöser, verwirrter oder aggressiver wurde, als er in der Situation – in der man diese Tropfen ja gerade brauchte – ohnehin schon war.

Mein Vater war sehr oft extrem gereizt, konnte aber urplötz-lich lammfromm werden und zeigen, dass er für unsere Hilfe doch sehr dankbar war. Meine Mutter meinte zu beobachten, dass es immer dann am schwierigsten mit ihm war, wenn sich ein Rückschritt ankündigte, er also wieder ein wenig mehr an Fähigkeiten verlor und seine Ausfälle größer wurden. So, als könnte er das noch selbst wahrnehmen und würde innerlich dann wieder stärker gegen die Krankheit ankämpfen.

Den Beipackzettel könnten wir vergessen, versicherte der Arzt. Die Tropfen wirkten erst in ein paar Tagen. Das und auch die Dosierung sollten wir ausprobieren. Doch etwas an meinem Vater, der mir vertraute, ausprobieren? Ihm heimlich Tropfen geben, die ihn veränderten, das konnte ich plötzlich nicht mehr.

Meine persönlichen Tipps für Sie:

- **Sprechen Sie in Anwesenheit des Kranken vorsichtig über Alzheimer und achten Sie genau auf seine Reaktion.**
- **Eine Arztwahl ist schwierig; fragen Sie nach Erfahrungen mit Gedächtnisproblemen oder extremen Verhaltensveränderungen im Alter.**
- **Sprechen Sie von »Herrn Müller«, wenn Sie gezwungen sind, in Anwesenheit des Kranken über ihn zu sprechen.**
- **Setzen Sie sich durch. Mit Geduld und Klarheit. Sie müssen der Chef werden und bleiben.**
- **Beruhigungsmittel: Nehmen Sie Ihre eigenen Bedenken ernst, hören Sie auf andere Pflegende und vertrauen Sie nicht blind den Ärzten.**

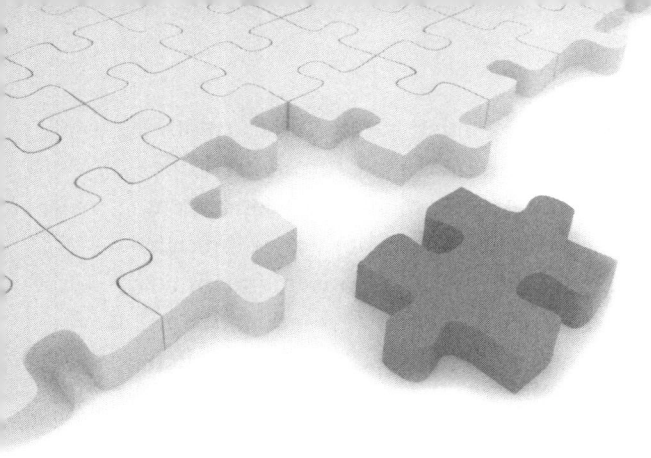

3. Kapitel

Zustände des Kranken aushalten – Das neue Leben

Geschichten in Endlosschleife

Mein Vater sprach lange von seinem eigenen Vater – meinem Großvater –, den er schon als Kind verloren hatte. Dieses war eine sehr intensive Phase seiner Krankheit. Man muss dazu wissen, dass mein Großvater im Zweiten Weltkrieg ums Leben kam, irgendwo vor Stalingrad.

Mein Vater erzählte immer wieder, wie sein Vater in den Krieg gezogen war, obwohl ein gewisser Hauptmann Mumm dem Vater doch einen sichereren Job in der Heimat angeboten habe, weit weg von der Front und von unmittelbaren Kriegsgefahren. Aber mein Großvater habe das abgelehnt. Das, verlangte mein Vater, solle ich mir mal vorstellen: »Und lässt seine Frau mit drei kleinen Kindern alleine zu Hause. Nein, das ist nicht zu verstehen!« Immer wieder mokierte er sich darüber.

War Hauptmann Mumm überwunden, kam – meist direkt im Anschluss – Captain Lovell dran: Mein Vater erzählte von seiner Zeit als Jugendlicher unter amerikanischer Besatzung. Dieser Captain Lovell war offensichtlich ein Sportler und Boxtrainer der Amerikaner, der meinem Vater erlaubte, am Training teilzunehmen. Das ging, aber nur heimlich, damit seine Mutter – meine Großmutter – das nicht erfuhr und es womöglich noch verboten hätte.

Als Litanei und Endlosschleife waren diese Geschichten unerträglich und sind mir – wieder und wieder wiederholt – sehr auf die Nerven gegangen. Ich versuchte, von etwas anderem zu sprechen, Fragen nach anderen Menschen aus seiner Kindheit zu stellen. Das half leider nur kurz – dann war er schon wieder mitten in seiner Geschichte. Mein Vater hatte sich in diese Themen regelrecht verbissen und kam immer so schnell wie möglich darauf zurück. Ignorierte man ihn, hob er die Stimme und erzählte die gleiche Geschichte mit nahezu denselben Worten doppelt so laut!

Damals dachte ich, dass das die schlimmste Phase dieser Krankheit wäre. Doch sie war es natürlich nicht. Schlimm, schlimmer, am schlimmsten? Mit Steigerungen kommt man nicht weiter, schlimm kann es immer wieder werden. Aber immer wieder auf andere Weise.

Was an diesen Geschichten ›wahr‹ ist und was nicht, konnte und kann ich nicht entscheiden. Mittlerweile denke ich, dass genau das auch unwesentlich ist. Wichtig ist, dass es sich um Versionen von Ereignissen handelt, die im Leben meines Vaters eine große Rolle gespielt haben. Heute, ein paar Jahre später, stelle ich fest, dass ich oft darüber nachdenke. Er hat mir noch etwas mitgeteilt in dieser Zeit, er konnte noch von sich sprechen, seine Gedanken, seine Nöte mitteilen. Ich will das keinesfalls verklären: Es war entsetzlich anstrengend – dennoch glaube ich, dass er diese Phase doch auch noch nutzen konnte, um mir noch viel von sich zu zeigen. Es war, wie in allen Phasen, immer wieder ein wenig mehr Abschied von ihm.

Endlich reinen Tisch machen – die Jugendsünde

Der Vater eines anderen Angehörigen entwickelte in einer ganz ähnlichen Phase der Krankheit die fixe Idee der Selbstanzeige, hatte er doch, wie er jetzt gestand, in seiner Jugend in einer der Prüfungen zum juristischen Staatsexamen gemogelt. Ohne diese Schummelei hätte er das Staatsexamen möglicherweise nicht geschafft. Also hätte er nie im Leben Jurist werden dürfen und schon gar nicht Richter am Landgericht. Diese Position war erschlichen, deswegen – und davon war er felsenfest überzeugt – müsse ihm der Prozess gemacht werden. Er habe den Staat betrogen, verkündete er jedem, der in der Nähe war, und es hätte ihm ja weder sein Gehalt, das er über Jahrzehnte erhalten hatte, noch seine Rente zugestanden. Er werde das natürlich alles zurückzahlen. Damit verschwand er Richtung Flur, griff nach Hut und Mantel und wollte unbedingt hinaus und diese Angelegenheit endlich ins Reine bringen.

»Oh je, ich bin ja viel zu spät!«

Claudia Lorenz habe ich während einer Kurzzeitpflege meines Vaters kennen gelernt, ihr Mann war zum Urlaub im gleichen Heim. Als Künstler, Schauspieler, hatte er vieles nicht so ernst genommen, erzählte sie mir. Probleme, die durch seine Vergesslichkeiten entstanden, federte sie ab. Auch noch, nachdem ihr klar wurde, dass etwas mit ihm nicht mehr stimmte. Er ließ das gerne zu, denn er hatte sich immer den profanen Alltag von ihr organisieren lassen. Vor allem, da er oft krank wurde. Einen Herzinfarkt hatte er bereits hinter sich gebracht, einen Bandscheibenvorfall auch. Durch all diese Krankenhausaufenthalte und Beschwerden fielen seine Vergesslichkeiten zunächst gar nicht auf. Und so kam es erst zu der Alzheimer-Diagnose, als er sich schon in einem weit fortgeschrittenen Stadium befand. Wie immer regelte sie alles, hörte auch diese Diagnose, während sie allein dem Arzt gegenüber saß. Ihr Mann wartete draußen auf sie. »Ich glaube, er wollte es gar nicht wissen«, sagt sie heute.
Aber sie wusste es – und das war auch schon alles, der Arzt hatte ihr nur die Bestätigung gegeben und leider keinen Rat, was sie jetzt tun könnte, keinen Hinweis, dass sie sich lieber gleich mal von einer Alzheimer-Gesellschaft oder sonstigen

Organisationen, die auf dem Gebiet Demenz tätig sind, beraten lassen sollte. Nichts. Sie stand nur mit ihrem Mann vor der Tür. Er ganz zuversichtlich, sie entsetzt.

An ein Berufsleben war für Claudia nicht mehr zu denken: Erst rief er sie nahezu ununterbrochen im Büro an, dann ging er Besorgungen machen und war noch nicht zurück, wenn sie Stunden später nach Hause kam. Er saß dann oft nur bei einem Bekannten im Schrebergarten und schaute diesem beim Pflanzen zu. Aber sie musste ihn ja erst einmal finden.
Wenigstens war er recht ruhig, ließ sich leicht lenken, und auch noch kurze Reisen konnte sie problemlos mit ihm unternehmen.

Einmal, zu seinem 70. Geburtstag, ging es nach Dresden. Es war wunderschön, das Wetter stimmte und auch die Tatsache, dass er nicht mehr so lange am Stück laufen konnte, störte sie bei den Besichtigungen kaum. Sie plante einfach eine Route mit vielen Cafés ein, in denen er sich immer wieder ausruhen konnte.
Abends in der Semper Oper, im Konzert, verlief alles problemlos: Sie hielten sich an den Händen und lauschten versunken ihrer geliebten klassischen Musik. Es war fast wie früher, vor seiner Krankheit.
Beschwingt setzten sie auch am nächsten Tag ihre Besichtigungstour fort und kehrten am Ende noch einmal in ein besonders schönes Café ein, in der Nähe eines kleinen Schlösschens. Sie hatte wieder den Zeitplan im Kopf und dachte gerade daran, dass es Zeit war, mit ihm aufzubrechen, wenn sie den Bus noch rechtzeitig erwischen wollten. Exakt in diesem Augenblick begann sich vor dem Fenster, aus dem ihr Mann hinausschaute, auf der Brücke zu dem kleinen Schloss

eine Menschenmenge zu versammeln, die offenbar auf eine Führung wartete. Ihr Mann sprang plötzlich auf: »Oh je«, rief er, »ich bin ja viel zu spät! Die lassen ja schon das Publikum in den Saal!«

Claudia Lorenz bekam ihn gerade noch am Arm zu fassen und konnte ihn fürs Erste mit dem Hinweis, dass sie noch zu zahlen hatten, aufhalten. Doch er zappelte zusehends neben ihr herum und murmelte, er müsse jetzt dringend hinaus. Fieberhaft überlegte sie, wie sie ihren Mann ablenken könnte. Ganz unerwartet kam Beistand von der Bedienung, die offenbar verstand, dass der Mann verwirrt war, und sich richtiggehend ins Zeug legte, um zu helfen und ihn aufzuhalten. »Nein«, sagte sie, »heute am Sonntag ist keine Theatervorstellung. Die Leute auf der Brücke wollen nur das Schlösschen besichtigen.« Doch das war nicht das Richtige, er riss sich aus dem Griff seiner Frau los und stürmte hinaus.

Claudia Lorenz holte ihn ein, packte ihn bei der Hand und zog, so fest sie konnte, um ihn zurückzuhalten. Dabei versuchte sie ganz ruhig zu erklären, dass sie in die entgegengesetzte Richtung zum Bus müssten. Doch das wollte er nicht hören, sprach von der Maske, er müsse doch noch in die Maske! Und davon, dass er doch schon zu spät sei und dass sie ihn doch endlich loslassen solle! So kämpfte sie gegen den großen und – wie sollte es anders sein – schwereren Mann an, zog und schob ihn immer wieder in die richtige Richtung.

Er wehrte sich und wollte zurück, zum Bühneneingang, wurde immer verzweifelter und vor allem, immer lauter.

Kaum machten beide ein paar Meter in die richtige Richtung gut, da schaffte er es wieder ein großes Stück zurück. Alle Passanten – zumeist ebenfalls Touristen – starrten das seltsame Paar an.

Sie war ebenso verzweifelt wie er: »Und dann noch der Bus

– ich schaute immer auf die Uhr –, die Zeit lief mir davon, wir durften doch nicht den Bus verpassen!«

Endlich blieb er stehen. Sie atmete auf, Gott sei Dank, er hatte verstanden, dass er ihr folgen musste – der Kampf war vorbei. Als sie in sein Gesicht schaute, war es tränenüberströmt. Er starrte zurück, öffnete den Mund und schrie: »Du machst mir ALLES kaputt!«

Eine solche Situation auszuhalten, ist wohl eine der schwereren Prüfungen, die die Krankheit einem abverlangt.

Auf dem Weg ins Dunkel

Ich erinnere mich an Spaziergänge in dieser Krankheitsphase meines Vaters, die ganz prima waren. Da hatte mein Vater nicht nur lichte, sondern auch ganz ehrliche Momente, in denen er mitteilen konnte, wie er sich fühlte und dass ihm seine Vergesslichkeit Angst machte. Ich wünsche mir heute, ich hätte ihm öfter mal gesagt, dass wir bei ihm bleiben und ihn nicht alleine lassen in all dieser Schwärze, die sich da vor ihm ausbreitete. Manchmal denke ich auch, so nah wären wir uns im »normalen« Leben nicht gekommen.

Man kann die Kranken später leider nicht mehr über die Anfangsphasen befragen, aber ich habe heute noch den Eindruck, dass mein Vater immer wahrgenommen hat, und bis heute wahrnimmt, was mit ihm geschieht. Natürlich nicht unentwegt und vielleicht nicht auf die Weise, dass er bewusst sagen oder denken würde – um Himmels Willen, ich hab ja Alzheimer! Eher etwas in der Art, dass er merkt, dass er nicht mehr einschätzen kann, was gerade los ist, und dass er sich auf diese Weise zunehmend verliert. Das ist furchtbar grausam.

Manchmal sei, wenn er morgens aufwacht, nichts mehr vorhanden in seinem Kopf, erzählte er mir einmal, gar nichts. Er wisse dann nicht mehr, wo er ist und was er ist, einfach nichts mehr, und das mache ihm furchtbare Angst. »Wie kommst du da wieder raus?«, fragte ich. »Nur ganz allmählich«, entgegnete er, »über die Vergangenheit.« Wenn er sich frage, wo er herkomme oder wie es als Kind war, dann gelinge es ihm, sich wieder in der Welt zu positionieren, wieder seinen Platz zu finden.

Meiner Mutter erklärte er damals: »Das schwarze Loch, in das ich fallen werde, ist nicht mehr weit weg.«

Die »Einstuferinnen« kommen

Sobald der Kranke häufiger Hilfe bei den praktischen Dingen des Alltages braucht, beim An- und Ausziehen, Waschen, Rasieren, Essen und Zur-Toilette-Gehen, wird es Zeit, den Antrag auf Einstufung in eine Pflegestufe bei der Pflegeversicherung zu stellen. Der Zeitpunkt ist bei jedem Kranken ein anderer, bei meinem Vater war das gut drei bis vier Jahre nach den ersten Hinweisen auf die Krankheit.
Es kommt dann eine der Prüferinnen der Pflegeversicherung und muss beurteilen, ob der Kranke schon als Pflegefall einer bestimmten Stufe anerkannt werden kann. Und natürlich auch welcher. Es gibt bislang drei Stufen. (In der Diskussion sind weitere zwei, die die Alltagsleistung der Begleitung von Demenzerkrankten verstärkt berücksichtigen sollen.) In jeder dieser Stufen bekommt der Pflegende – oder das Pflegeheim – monatlich eine bestimmte Summe Geldes zur Versorgung des Kranken – allerdings nicht unbedingt ausgezahlt.
Das Geld wird dringend gebraucht, denn das Meiste, das es

an Unterstützung gibt, kostet etwas. Die tageweise Betreuung z. B. in einer Tagespflegeeinrichtung oder eine tägliche Unterstützung durch einen mobilen Pflegedienst, morgens oder abends oder ein Hausbesucher für den Kranken ein- bis zweimal die Woche.

Zu diesem Zeitpunkt sind die psychischen Belastungen der Pflegenden enorm, da sitzt der Schock bei allen Beteiligten noch tief, und die Angehörigen haben noch nicht gelernt, mit ihrem wahlweise schwer depressiven oder zunehmend gereizten Kranken umzugehen. Doch gerade diese Belastungen spielen hier keine – oder kaum eine – Rolle. Ebenso wenig wie die immense Anspannung, die es bedeutet, wenn der Kranke einen jeden Moment des Tages vereinnahmt. Es geht zunächst einzig und allein darum, pflegerische Tätigkeiten, wie beispielsweise das Kämmen, in Minuten anzugeben und diese Zeiten im Tagesverlauf aufzuführen.

Anfangs hat mich das empört, doch meine Freundin von der Alzheimer-Gesellschaft hat mir beigebracht, das gelassener zu sehen. Natürlich kann eine Pflegeversicherung nicht jedem Geld zuwerfen, der gerade die Hand hebt. Wie also können vernünftige, nachvollziehbare Kriterien für eine Einstufung aussehen?

Bei der 1. Pflegestufe muss ich nachweisen, dass ich 45 Minuten am Tag nur mit pflegerischen Tätigkeiten wie Kämmen, Hilfe beim Anziehen, beim Essen, beim Toilettengang, beim Waschen, beim Treppensteigen etc. beschäftigt bin.
Hinzu kommen weitere 45 Minuten für die »hauswirtschaftliche« Versorgung, d. h. Kochen, Einkaufen, Waschen etc.
Das macht anderthalb Stunden reiner Versorgungstätigkeiten

am Tag. Das klang für mich nicht nach der immensen Leistung, die für die Pflege eines Alzheimer-Kranken jeden Tag aufs Neue erbracht werden muss. Liest das ein Unbeteiligter in der Presse, dann denkt der vermutlich, dass sich die Angehörigen auf Kosten der Steuerzahler mit dem Pflegegeld einen lustigen Lenz machen! Für einen Fachmann sagt das aber offenbar genug über die Gesamtbelastung, die die Betreuung des Kranken bedeutet, aus.

Die Vorstellung, 1,5 Stunden minutenweise zusammenzählen zu müssen, verunsicherte auch uns damals sehr. Wer weiß denn schon, wie lange er kämmt? Und ob genau das jetzt zu lang oder zu kurz ist? Oder wie lange dauert es eigentlich, schnell den Kuchen aufzufangen, der meinem Vater beim Versuch, selbst zu essen, herunterfällt? Und wie oft war eigentlich der Griff zu seiner Kaffeetasse nötig, damit er den Inhalt nicht verschüttet? Gut, ich assistiere, also zählt vermutlich die Gesamtzeit des Kuchenessens. Dann habe ich aber nicht exakt auf die Uhr geschaut, weil mein Vater schon wieder damit beschäftigt war, irgendetwas vom Tisch wegzuräumen und ich erst mal hinterhersausen musste. Zählt das auch zur Zeit des Helfens beim Essen?

»In diesem System ist jede pflegerische Tätigkeit ›kleinteilig‹ aufgeschlüsselt und muss deshalb auch so erfasst werden«, sagt meine Bekannte von der Alzheimer-Gesellschaft. »Das heißt, ich brauche Hilfe, um den Fragebogen von der Pflegeversicherung auszufüllen?« Und ob! Denn wenn man, anstatt sich die Haare zu raufen, in Anbetracht dieser Minutenzählerei, einmal genau durchgeht, wie viel Zeit diese ganzen »Kleinigkeiten« am Tag in Anspruch nehmen, dann »sieht« man plötzlich die eigene Leistung. Es ist nämlich gar nicht so ein chaotisches Hinter-dem-Kranken-Herwuseln, das man betreibt, sondern man übt eine Tätigkeit aus und diese heißt »Pflegen«. Und das beinhaltet zum Einen diesen Bereich mit feststellbaren, nachrechenbaren Tätigkeiten und zum Anderen einen größeren Bereich, in dem mit Intuition, psychischer Stärke und Kreativität einem kranken Menschen Sicherheit und Halt gegeben werden muss. Beides leistet man jeden Tag aufs Neue, und darauf kann man mit Recht stolz sein.

Rat braucht man natürlich auch für die Dinge, die vor allem die Fachleute wissen, beispielsweise gelten bei der Pflege von Menschen mit Demenz für die Gutachter besondere Richtlinien. Also sollte man gleich bei der Antragstellung nachfragen, ob jemand kommen kann, der sich mit der Krankheit gut auskennt. Einer, der z. B. weiß, dass zur Bewertung des Pflegeaufwandes auch die Minuten hinzuzuzählen sind, die anfallen, wenn der Kranke sich morgens gegen die Aufforderung, mit ins Bad zu kommen, aufs Heftigste sträubt.

Mittlerweile tut sich auch im Bereich der schweren psychischen Belastungen im Pflegealltag etwas, es sind mehr Leistungen über die Pflegeversicherung hinzugekommen: Derzeit sind es monatlich 100 € oder bei sehr schwerer Beeinträchtigung 200 €, die Angehörige zu ihrer Entlastung und zusätzlicher sozialer Betreuung der Kranken im Alltag erhalten. Auch das prüfen die Einstuferinnen, und diese Leistungen kommen auch für Kranke infrage, die ansonsten noch selbstständig sind und daher noch nicht in eine Pflegestufe aufgenommen werden müssen.

Also bitte Geduld mit der Pflegeversicherung – und schon, bevor der medizinische Dienst kommt, sollte man anfangen, ein Pflegetagebuch zu führen. Denn das allein stärkt schon das eigene Selbstbewusstsein in dieser Rolle. Bis dahin hat man vielleicht nur gemerkt, dass man beim Essen immer einen Knoten im Magen hat – jetzt sieht man ganz klar, warum.

Eine Beratung hierfür zu finden, ist nicht allzu schwer. Wir haben bei der Tagespflegeeinrichtung, in die mein Vater damals zu gehen begann, nachgefragt. Generell aber ist die Alzheimer-Gesellschaft vor Ort Ansprechpartner, ebenso natürlich alle Wohlfahrtsverbände und alle städtischen oder ehrenamtlichen Initiativen, die sich am Wohnort im Bereich Alzheimer engagieren. Deren Telefone dürften im Internet oder durch einen Anruf im zuständigen Rathaus zu erfahren sein. Sollte man sich wider Erwarten im örtlichen Hilfsdickicht verirren, kann man immer noch die bundesweite Telefonnummer der Deutschen Alzheimer-Gesellschaft anrufen, die am Ende des Buches angegeben ist.

Bei uns kamen diese Einstuferinnen ungünstigerweise immer morgens. Zu der Tageszeit also, zu der mein Vater noch ausgeruht war und den besten, d. h. den am wenigsten kranken Eindruck machte. Wir hätten sie bitten sollen, nachmittags zu kommen. Als die Erste kam, erlebten wir ein kleines Wunder. Mein Vater riss die Tür auf, begrüßte sie und bat sie formvollendet herein. Er setzte sich ihr gegenüber, gab ganz vernünftige Antworten auf ihre Fragen und sagte auch gleich: »Ach, wissen Sie, meine Frau hält mich ja immer für ein bisschen verrückt, aber ich bin einfach nur etwas vergesslicher als früher.« Meine Mutter saß verblüfft und recht sprachlos daneben.

Das ewig schlechte Gewissen

Ich habe immer ein schlechtes Gewissen, dass ich zu wenig helfe – vor allem, wenn ich sehe, wie viel meine Mutter leisten muss und wie sehr es an ihr zehrt. Zwischendurch gibt es immer wieder Zeiten, in denen ich das Gefühl habe, ich müsste sofort zu ihr fahren. Wenn niemand ans Telefon ging, dann saß ich oft in Gedanken im Auto und fuhr hin, um nachzusehen, ob noch alles in Ordnung war. Allerdings habe ich das nur selten wirklich tun können. Einmal allerdings, als meine Mutter am Telefon furchtbar krank und matt klang. Sie wiegelte zwar ab – nein, nein, ich bräuchte nicht zu kommen. Doch auf meine Frage, wie sie denn so krank und erschöpft mit meinem Vater zurechtkommen wolle, murmelte sie irgendwas von »egal«, und wo er gerade steckte, wusste sie auch nicht. Dieses Mal saß ich tatsächlich zwei Minuten später im Auto.

Als ich ankam, lag sie auf der Couch, und mein Vater wirkte komplett zerzaust, aber seine Augen leuchteten, als er mich sah. Voller Vertrauen folgte er mir sofort überall hin. Schaute mir zu, als ich die Nummer der Ärztin aus dem Telefonbuch heraussuchte, und sagte: »Ach, das hätte ich jetzt gar nicht gewusst, wo ich das finden kann.«

Ganz ruhig kam er mit ins Auto, half mir sogar, meine Mutter hineinzubugsieren. Auch im Wartezimmer blieb er ruhig neben mir sitzen, dankbar, dass ich half, die Situation zu meistern. Und netterweise sagte er mir das auch.

Ein ganz »ruhiger« Tag

In der ersten Zeit habe ich immer gedacht, wenn mein Vater dann irgendwann von der mittleren in die schwere Phase der

Krankheit kommt, dann ist das Ermüdende, das so Anstrengende vorbei. Leid, dachte ich, wird er mir immer noch tun, aber wenigstens wird er ruhig sein und seine Tage sitzend oder liegend verbringen. Ich dachte, das Schwere sei dann »nur noch«, seine Apathie zu ertragen und die Tatsache, dass er uns dann nicht mehr erkennt: Ich hatte mich geirrt!

Das Schwere kann etwa auch Folgendes sein: Morgens steht der Kranke auf, weckt den Angehörigen und will irgendetwas wissen. Dieses Fragen geht dann den ganzen Tag so weiter. Mein Vater redet ununterbrochen auf meine Mutter oder auf mich ein und weicht uns gleichzeitig nicht von der Seite. Er steht so nahe er kann neben meiner Mutter oder mir und redet. Es gibt keine Pause, es sei denn, er isst gerade. Ansonsten redet er und redet und redet und redet. Dann wird er unruhig, verlässt mich endlich, aber nur, um im nächsten Zimmer irgendetwas umzuräumen oder sich auszuziehen oder meine Jacke und meine Schuhe anzuziehen. Wenn das nicht geht, wird er laut und macht mich dafür verantwortlich. Auch mit Gesten, die besagen, warum machst du das nicht richtig! Wenn ich versuche, ihn zu hindern, wird er grob und böse. Und dann läuft er wieder hinter mir her und redet. Bis abends, wenn er endlich wieder einschläft. Und oft genug kommt er sogar wieder aus dem Bett heraus und versucht, die Nacht zum Tag zu machen. Und ein solcher Tag ist ein ganz ruhiger Tag – es gibt auch Tage, an denen die Kranken richtig ausrasten.

Warum nicht den armen Vater zu sich nehmen?

Bei dem Vater meiner Freundin Julia geschah dieses »Ausrasten« nachts – bis dahin war alles noch gut gegangen. Er konnte in seiner eigenen Wohnung leben und war noch in der

Lage, seinen Sohn anzurufen. Der schickte seine Frau oder fuhr selbst täglich hin, und Julia kam so oft wie möglich regelmäßig für eine Woche zu Besuch. Auch die Nachbarn waren so nett, sich zu kümmern. Bis zu diesem nächtlichen Wutanfall: Der Vater tobte und zerschlug nicht nur einen Teil seiner Möbel, sondern warf die Trümmer auch noch zum Fenster hinaus. Das war natürlich weder ihm selbst noch den netten Nachbarn mehr zuzumuten. Er konnte nicht mehr alleine dort wohnen bleiben, die Geschwister suchten ein Heim.

Doch den »armen, kranken« Vater ins Heim zu stecken – das verstanden die freundlichen Nachbarn nun überhaupt nicht. Weshalb nahm denn der Sohn den kranken Vater nicht zu sich, wo er doch so ein großes Haus bewohnte! Julias Bruder ist Jurist, mit einem zu Überstunden verpflichtenden Job, und seine Frau arbeitet halbtags in der Verwaltung und versorgt die drei schulpflichtigen Kinder. Jemand, der Alzheimer-Kranke betreut, versteht sofort, dass er den Kranken nicht einfach aufnehmen konnte. Es reicht nicht, genug Platz zu haben: Der alzheimerkranke Mensch zieht die gesamte Aufmerksamkeit auf sich. Er hält sich ja weder an Räume noch an Zeiten noch an irgendwelche Einschränkungen. Aus diesem Grund fangen entweder alle Personen in diesem Haus an, sich ausschließlich mit dem Kranken zu beschäftigen, oder sie ziehen ihrerseits aus!

Es braucht eigene Räume und vor allem klare Betreuungszeiten, in denen der Pflegende den Bedürfnissen und Nöten des Alzheimer-Kranken ganz zur Verfügung steht. Natürlich können sich alle »mal« um den kranken Vater kümmern, wenn er zu Besuch kommt, aber in einen normalen Familienalltag kann man einen Alzheimer-Kranken nicht einbeziehen. Er braucht eigene Pflege, und das rund um die Uhr.

Bei Ryszard, dem Sohn einer polnischen Freundin, ging es nicht anders. Obwohl er gerade mitten im Examen für Betriebswirtschaft steckte, musste seine Mutter die kranke Großmutter in die gemeinsame Wohnung holen. Der junge Mann konnte sein Studium in dieser Zeit nicht abschließen.

Auf dem »platten Land« war es bis vor wenigen Jahren noch undenkbar, die Mutter oder den Vater in ein Heim zu geben. Auch heute ist der soziale Druck auf die pflegenden Töchter oder Schwiegertöchter noch sehr stark: Mareike, eine Bäuerin aus dem Norden, meinte: »Wenn ich die Mutter ins Heim gebe – ich weiß nicht, was dann im Dorf geschieht. Wahrscheinlich steinigen sie mich! Na ja, zumindest wären wir komplett unten durch, mein Mann und ich, mit den Kindern.«
Eine engagierte Gründerin einer Alzheimer-Gesellschaft für dieselbe Region musste noch vor wenigen Jahren ihr Büro vom Marktplatz eines dieser Dörfer wegverlegen, weil Betroffene öffentlich nicht in die Beratungsstelle gehen mochten. Alzheimer war noch ein Tabu …

Meine persönlichen Tipps für Sie:

- Hören Sie dem Kranken zu. Er erzählt vielleicht zum letzten Mal von sich.
- Versichern Sie ihm, dass Sie bei ihm bleiben wollen.
- Suchen Sie eine Beratung zur Beantragung der Pflegestufen.
- Führen Sie ein Pflegetagebuch – für den Pflegestufenantrag und für sich selbst.
- Bitten Sie die Pflegeversicherung, einen auf Demenz spezialisierten Prüfer zu schicken.

- Vereinbaren Sie einen Termin, zu dem der Kranke am anstrengendsten ist.
- Machen Sie sich bewusst, dass man einen Alzheimer-Kranken nicht »nebenbei« pflegen kann.
- Planen Sie genau – am besten unter fachlicher Beratung –, wer den Kranken pflegt und welche Hilfen dazu kommen können.

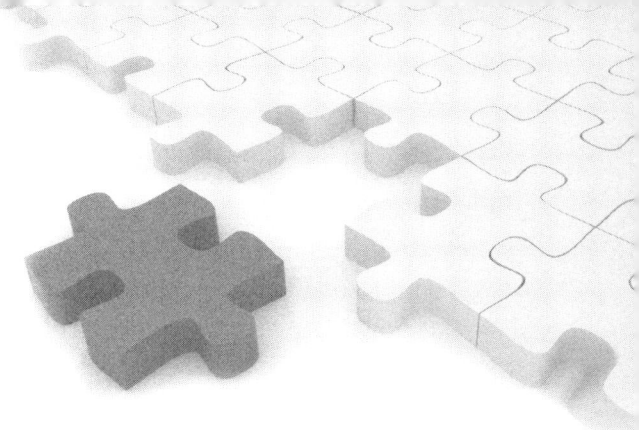

4. Kapitel
Die liebe Familie,
Nachbarn und Freunde

Die Frauen sind meistens dran, da muss man sich gar nichts vormachen, das ist zumindest ein erster Eindruck.

Auf dem Land, dort, wo es noch Höfe gibt, die von Generation zu Generation vererbt werden, trifft es noch oft genug nach alter Väter Sitte die Schwiegertöchter. Zunächst, denn gerade diese Krankheit führt die Tradition des Nebeneinander von »Kinderaufzucht« und Versorgung der alten tattrigen Mutter, die dann ja – Wehwehchen hin oder her – doch mal auf das Baby aufpassen oder wenigstens doch noch die Wäsche bügeln konnte, ad absurdum.

Die Geschwister der Männer hätten im besten Falle geraten, die Mutter im Haushalt helfen zu lassen, erzählen die betroffenen Schwiegertöchter. Das Leben mit Alzheimer-Kranken könnten diese Menschen sich gar nicht vorstellen, wie auch? Immer auf dem Sprung hätten sie sein müssen und es trotzdem nicht gepackt. Wie sollte das auch gehen: den Vierjährigen in der Scheune schreien zu hören und zu hoffen, dass er nur hingefallen ist, während man gerade versucht, die Mutter zu erwischen, die barfuß und im Nachthemd vom Hof Richtung Schnellstraße rennt. Die Kinder beschwerten sich bald, dass die Mutter nie Zeit für sie hätte, aber für Oma immer! Außerdem wollte irgendwann der Zweitklässler nicht mehr in die Schule gehen, weil die Oma schon wieder seine Hefte mit den Hausaufgaben unauffindbar weggeräumt hatte.

Doch noch immer versuchen viele diesen Spagat – es heißt ja noch immer von den anderen Geschwistern: Ihr habt ja den Hof geerbt – also macht mal.

Gerechterweise muss man sagen, dass es in den Städten manchmal wirklich nicht besser ist: Barbara Koch hatte sich über das Interesse von Schwägerin und Schwager gefreut und natürlich mit Hilfe gerechnet, als die beiden ihren Besuch ankündigten. Bis sie die erste Frage beim Kaffee hörte: »Sag mal, wie kochst du denn?« Gefolgt von: »Wie hoch ist denn sein Cholesterinspiegel?« Und auf Barbara Kochs wütende Reaktion folgte prompt: »Also, bei uns in der Familie hat es so was ja noch nicht gegeben!«

Mir scheint, dass aber auch in den Städten eher die Ehefrauen pflegen. Das hat objektiv erst einmal Altersgründe – die Frauen sind in der Regel jünger als ihre Männer, allein aus diesem Grund bevölkern vor allem sie die Selbsthilfegruppen.

Und auch hier, zumindest in den kleinen Vorstädten mit den Einfamilienhäusern, kann die Einweisung des alzheimerkranken Mannes in ein Pflegeheim vielleicht nicht mehr soziale Ächtung, aber immer noch heftigstes Gerede nach sich ziehen. Schnell heißt es da: »Stellt euch mal vor, jetzt hat die das ganze Haus für sich und noch die schöne Rente!«
Die Frage, wie sie es schafft, über die horrenden Heimkosten hinaus auch noch ein eigenes Leben zu finanzieren, wird eher selten gestellt.

Der körperliche Aspekt der Pflege ist gerade für die Frauen ein großes Problem, denn ihre Männer sind in der Regel größer und schwerer. Waschen und Anziehen bedeutet da einen regelrechten Kraftakt. Denn wenn ein Kranker nicht versteht, was »Heb mal den Fuß hoch!« bedeuten soll, dann wird dieser unbewegte Fuß zum Zentnergewicht.
Genauso schwierig ist es, einen Kranken auf eine Toilette zu

bugsieren – da muss er ja rückwärts gehen; davor hat mein Vater zumindest Angst. Manches Mal hat er sich gegen meine Versuche, ihn fix ein wenig zu schieben, so steif gemacht und dagegengestemmt, dass ich ihn keinen Millimeter mehr bewegen konnte.

Hier gibt es einfache Abhilfe: Sobald der Kranke Hilfe auf der Toilette braucht, muss ein behindertengerechter Aufsatz mit zusätzlichen Haltegriffen angeschafft werden.

Aber ich will ja gar nicht verschweigen, dass auch die Männer bei der Pflege im Kommen sind: Matthias, Mitte 40, von Beruf Zeitungsredakteur, wird künftig Arbeitslosigkeit gegen Mutterpflege tauschen und nicht seine Frau oder seine Schwägerinnen.

Dennoch habe ich den Verdacht, dass es sein wird wie mit den Kleinkindern – geht es drunter und drüber, weil die Mutter die Windeln vergessen hat, gibt's Kopfschütteln. Dem Vater hingegen braucht nur der Keks des Kleinen in den Dreck zu fallen, schon springt ihm die ihn umgebende Weiblichkeit hilfreich bei.

Vielleicht stimmt es ja so: Wenn kein anderer kann, dann können halt die Frauen.

Wie die Krankheit trennt: Einer mauert meistens

Matthias' Mutter musste nur die Straße überqueren, und schon stand sie vor dem Haus der Schwiegertochter. Sie besaß noch den Schlüssel aus der Zeit, als sie regelmäßig die Enkelsöhne gehütet hatte. Damit kam sie ins Haus und stand ohne eine Anmeldung plötzlich im Wohnzimmer und das ein bis zwei Mal in der Woche. Ihre Schwiegertochter kochte, doch der richtige Terror folgte erst, als die Mutter dann eines Tages zehn Mal erschien. Noch dazu mit Anliegen, die nicht so leicht abzuwimmeln waren: »Geh, bestell mir doch ein Taxi, ich muss heim nach Köln.« Ungeübt im Umgang mit Demenzkranken, versuchte die Schwiegertochter, wenn auch ungehalten und mit zusammengebissenen Zähnen, so doch vernünftig zu argumentieren. »Schau, da drüben ist dein Haus, da musst du hin. Dazu brauchst du kein Taxi!« Mit dem Resultat, dass die Kranke ungehalten wurde, wüst zu schimpfen begann und bald nicht mehr zu beruhigen war.

Natürlich, die Söhne hatten schon damals ein bisschen was unternommen. Auch den Verdacht auf Alzheimer gab es schon länger, aber es war bis dato noch alles ganz gut gegangen, weil die Schwiegertochter von gegenüber, die Frau des ältesten Bruders Paul, immer mal nach der Mutter sah. Matthias und Jochen, der dritte Bruder, wohnten weiter weg und konnten von daher nicht so unmittelbar reagieren. Bis dann endlich Pauls Frau streikte und damit das Mauern der Brüder beendete.

Klar, das ist ein wirklich einschneidender Zeitpunkt: Nun geht es um Zeit, um Kraft, um Geld. Das alles wird gebraucht. Wenn man jetzt akzeptiert, dass die Mutter Alzheimer hat, sieht man sich einer wahren Flut von Aufgaben gegenüber, das ist gar keine Frage.

Ganz Pfiffige ziehen sich mit der einfachsten Methode der Welt aus der Affäre: Sie glauben einfach nicht an die Krankheit.
Nicht dass Schwester, Bruder oder welches Familienmitglied auch immer einfach sagen würde: »Moment mal, was haltet

ihr denn davon, wenn ich mit der Mutter mal zu den Ärzten gehe, denen ich vertraue? Ich kann mir das, was ihr da erzählt, einfach nicht vorstellen.« Das wäre eine willkommene Bereicherung für alle, noch eine neue Meinung und ein neues »Sich-Kümmern« dazuzubekommen. Doch in Anbetracht der Geschwindigkeit, mit der diese Familienmitglieder gleich wieder ihre Ruhe haben, scheint das ja gar nicht der Sinn ihrer Ungläubigkeit zu sein.

Auf diese folgen die Sensibleren. Das sind diejenigen, die sich nicht kümmern können. Nicht, dass das nicht auch eine gute Ausrede wäre oder dass Vertreter dieser Gruppe den Pflegenden nicht gerade noch gefehlt hätten. Aber man kommt nicht drumherum festzustellen, dass es das gibt: Hilfswillige, die die Symptome der Krankheit oder die Verwandlung des Kranken nicht aushalten können.

Bei uns war das der jüngere Bruder meines Vaters. Anfangs war uns das nicht so klar, und mein Mann und ich baten ihn, eine unserer Not-Nachtschichten zu übernehmen. Darauf wurde er ganz blass und bekam sofort eine Krankheit, die ihm einen Arzttermin nach dem anderen bescherte, und er konnte uns, so leid es ihm auch tat, definitiv nicht helfen. Er hielt zwar den Kontakt, kam immer wieder zu Besuch, aber er blieb mit seinem kranken Bruder nie lange alleine. Es sah aus wie Berührungsangst, wie fehlender Mumm, einfach mal auszuprobieren, was mit dem Kranken noch anzufangen ist, wenn das Gehirn nicht mehr richtig mitmacht. Vielleicht war es auch eine Beziehungsfrage, vielleicht war der »Große« in beider Kindheit so sehr Vorbild oder Vaterersatz, dass mein Onkel diesen Verfall einfach nicht aushalten konnte. Wer weiß, wir haben es versäumt, mit ihm darüber zu sprechen.

Doch warum eigentlich? Wir hätten ihn uns schnappen können und fragen, aber in unserem Fall waren die »Frauen der Familie« mit der Pflege des Kranken ohnehin schon so überlastet, dass dafür Kraft und Zeit fehlten. Ich bedaure das im Nachhinein sehr, weil der »kleine« Bruder bald darauf überraschend starb.

Und nun macht es mich sehr traurig, dass ich keinen Zugang zu meinem Vater finde, über den ich ihm sagen könnte, dass sein kleiner Bruder nicht mehr am Leben ist. Dass wir nicht gemeinsam trauern können und dass er mir keine Fragen zu meinem Onkel mehr beantworten kann, obwohl er doch vor mir sitzt! Das ist schwer zu ertragen.

»Auch noch kochen und backen für die anderen«

Viele der Pflegenden beklagen sich über die Ignoranz Familienangehöriger. Zum Beispiel die 70-jährige Berta vom Land: Sie hat die Pflege ihrer Freundin übernommen, denn: »Mias Familie? Von denen lässt sich doch keiner hier blicken!« Also kümmert sie sich. Sie wohnt mit ihrer Freundin schon seit vielen Jahren im gemeinsamen Haus, da sie früh verabredet hatten, sich im Alter gegenseitig beizustehen. Altersheim kam nicht in Frage, und ein Haus, in das die Freundin mit hineinziehen konnte, besaß Berta.

Jetzt ist es wirklich Ernst geworden und Berta ist dran, weil Mia nicht mehr alleine klarkommen kann. Sie trägt das mit Würde und sagt auch, dass Schluss ist, wenn sie die Kraft dafür nicht mehr hat oder wenn die Freundin sie nicht mehr erkennen wird.

Aber die fehlenden Verwandten ärgern sie doch so sehr, dass sie ihnen ein Schnippchen geschlagen hat: Zu Mias 70. Geburtstag ist sie flugs mit ihr in Urlaub gefahren: »Sonst stehen mir die noch hier vor der Tür und wollen auch noch, dass ich mich für sie in die Küche stelle und koche und backe. Aber nie mal vorbeischauen, nie helfen. Nee, die können mir gestohlen bleiben. Da habe ich doch lieber mit Mia schön still in unserer kleinen Pension gefeiert. Sogar einen Kuchen hat uns die Wirtin gebacken. Mit Kerzen drauf. Rührend.«

»Es wird heute noch geheiratet!«

Dass er sich dieses Elend bei den Eltern nicht mehr mit ansehen könnte, bekam Renate von ihrem Bruder zu hören, er wollte nichts mehr mit denen zu tun haben – und schon war er weg, nicht mehr ansprechbar, hatte seine Ruhe. Renate nicht, bei ihr klingelte weiter das Telefon, und sie jagte los – oft genug von der Arbeit weg. Sie musste hin, wenn die Nachbarn der Mutter Alarm gaben, dass die Mutter schon vor Stunden das Haus verlassen hatte und noch immer nicht zurück war – vermutlich irrte sie irgendwo draußen herum.
Oft genug aber war es die in Tränen aufgelöste Mutter selbst, weil irgendetwas nicht klappte. Einmal klagte sie über starke Schmerzen und darüber, dass die Tabletten gar nicht wirken würden. Tabletten? Renate griff, den Hörer noch in der Hand, schon zum Mantel. Welche Tabletten? Und wie viele? Das wusste die Mutter nicht mehr. Also nichts wie hin und mit der Mutter in die Notaufnahme der nächsten Klinik zum Magenauspumpen. Und wirklich, die Mutter hatte einfach alle paar Minuten eine Tablette aus einer anderen Packung genommen und geschluckt.

Nach diesem Notfall sprang die ältere Schwester mit ein und half, alle Medikamente in der elterlichen Wohnung aufzuspüren. Diese mussten weg und ein Einsatzplan her: Wer fuhr an welchem Tag hin, um der Mutter die Tabletten zu geben, die der Arzt tatsächlich verordnet hatte, und passte auf, dass sie die auch wirklich herunterschluckte?

Es wurde wieder leichter, als der Vater endlich aus dem Krankenhaus nach Hause kam. Richtig lange währte diese Verschnaufpause nicht: Auch er vergaß alles, wurde zunehmend unruhiger, überforderter, und als er dann anfing, an alles kleine Erinnerungszettel zu kleben, war klar, dass es auch ihn erwischt hatte. Eine Untersuchung bestätigte den Verdacht: Auch Renates Vater litt an Alzheimer.

Renate kann es sich heute selbst gar nicht mehr erklären, wie sie es geschafft hat, die Eltern auf einem halbwegs anständigen Lebensniveau zu halten. »Dieses letzte Jahr«, erzählt sie, »war die Hölle.« Natürlich wegen der hässlichen Streitereien mit dem Bruder, aber auch wegen der Widerspenstigkeit der Mutter, die sich von einer sanften, liebenswerten Person in eine zänkische, zutiefst misstrauische und vor allem unsoziale »Alte« verwandelte. Mit der Außenwelt wollte sie gar nichts mehr zu tun haben. Sie und den Vater in eine der Pflegestufen zu bekommen, wurde zum Kampf. Dem Arzt vom Medizinischen Dienst musste Renate fast mit körperlicher Gewalt Zutritt zur elterlichen Wohnung verschaffen. Selbst die Kontonummer für die Überweisung des Pflegegeldes rückte die Mutter nicht heraus. Nein, sie brauche nichts, schon gar nicht die Hilfe fremder Leute. Entnervt ließ Renate sich das Geld fürs Erste auf ihr eigenes Konto überweisen – keine gelungene Entscheidung, wie sich zeigen sollte.

Zunächst schienen Frieden und Harmonie Einzug zu halten: Der Bruder meldete sich wieder und bot sogar Hilfe an! Renate freute sich, denn tatsächlich stand ein Klinikaufenthalt für die Mutter, an und sie fragte nach: Aber ja, der Bruder blieb freundlich, natürlich, der Vater solle doch für die 14 Tage einfach zu ihm und seiner Frau ins Haus kommen. Gesagt, getan.

Zumindest drei Tage lang. Dann klingelte Renates Telefon schon wieder: Der Bruder tobte – das sei ja unzumutbar mit dem Mann! Renates Versuche, sich Gehör zu verschaffen, um etwas zu Alzheimer zu erklären, stießen auf taube Ohren – nein, der Mann gehöre in die Psychiatrie und basta – der Bruder legte auf.
Renate blieb gar keine Zeit, sich um dieses neue Problemfeld zu kümmern, die Mutter hielt sie mit ständigen Anrufen aus der Klinik auf Trab.

Zwei Tage später kam der nächste Anruf des Bruders, er habe den Vater jetzt in die Psychiatrie gebracht, teilte er mit. Und dann wollte er wissen, wer eigentlich das Pflegegeld für die Eltern bekomme. Renate kam nur bis: »Ich, weil ... « Schon tobte er los: wie sie dazu komme, dieses Geld einzusacken, das sei Betrug! Renate kam nicht zu Wort – also legte sie schließlich den Hörer auf.

Bei der Mutter in der Klinik wartete der nächste Stress: Wieso ihr Telefon dauernd besetzt sei, wollten die Schwestern wissen! Sie sei ja überhaupt nicht zu erreichen! Und auch noch während ihre Mutter hier den Aufstand probe! Die war durch alle Flure gerannt, hatte sämtliche Türen aufgerissen und immer wieder nach ihrem Mann gerufen. Sie ließ sich einfach nicht beruhigen! Jetzt saß sie im Bett und weinte. Trösten ließ sie sich gar nicht: Ihren Mann wolle sie sehen, ihren Mann, sie schluchzte, wo der bloß sei. Warum er sie denn nicht besuchen käme? Nichts, was Renate ihr sagen konnte, half, und schließlich mischte sich ein Arzt ein. Er verlangte, dass Renate sofort den Vater holen solle – anders sei die Frau ja nicht zu beruhigen. Renate war mittlerweile selbst den Tränen nahe: Aber ihr Bruder habe den Vater gerade in die Psychiatrie einweisen lassen, erklärte sie hilflos. Der Arzt wurde ungehalten: So ein Unsinn! Was der Vater da denn sollte, mit Alzheimer sei er in der Psychiatrie doch völlig falsch! Also sie sollte ihn – wo auch immer – da jetzt herausholen und herbringen – oder die Mutter wieder mitnehmen!

Ergeben setzte sie sich ins Auto, holte sich die ältere Schwester zur Unterstützung, und zusammen fuhren sie in das psychiatrische Landeskrankenhaus. Dort stießen sie auf Widerstand: Moment, hieß es, dann kam die Oberschwester, nein, sie könnten den Vater jetzt nicht mitnehmen, der sei hier in Behandlung. Klugerweise fiel Renate die richtige Frage ein: Wer, wollte sie wissen, hätte den Mann denn eingewiesen? Es folgte längeres Kramen in Akten. Schließlich erklärte die Schwester, das sei wohl eine telefonische Einweisung gewesen. Beim Erzählen lacht Renate: »Meine Schwester reagierte ganz cool: ›Ach, das ist ja prima‹, sagte sie, ›da rufe ich Sie nachher auch gleich noch mal an. Kann ich denn auch mehrere gleichzeitig einweisen lassen oder geht nur eine Person?‹« Die Oberschwester verschwand kommentarlos und war aber, noch bevor die Tasche des Vaters fertig gepackt war, mit den Entlassungspapieren zurück.

Der Aufstand der Mutter hatte nur unwesentlich nachgelassen – das halbe Krankenhaus wusste inzwischen Bescheid. Als sie dann endlich mit dem so schmerzlich Vermissten in der Klinik ankamen und die Tür zur Station der Mutter öffneten, klatschten Patienten, Schwestern und Ärzte Beifall.
Am Rührendsten aber waren die Eltern selbst, sie fielen sich um den Hals und wollten sich nie mehr trennen. Die Mutter verkündete: »Es wird heute noch geheiratet!«
Von ihren Töchtern wollte sie wissen, ob sie so, wie sie angezogen sei, hier in ihrem Nachthemd denn überhaupt zu ihrer Trauung gehen könnte. Die beiden versicherten ihr, das sei nun wirklich das Geringste aller Probleme an diesem Tag ...

Nicht zu viel Kraft vergeuden

Aus den vielfältigen Konflikten mit den Geschwistern oder anderen Angehörigen sollte man, wenn sie so unerbittlich geführt werden, nach Möglichkeit rasch aussteigen. Man kann nicht mehr besonders viele Auseinandersetzungen neben der Bewältigung des Alltags mit einem Demenzkranken aushalten. Mir hatte eine Freundin geraten, nicht noch zusätzlich Kraft zu verschwenden bei dem Versuch, die »abwesenden Einheiten« ins Boot zu holen. Das ist sicher richtig. Es dauert allerdings, bis man das wirklich akzeptieren kann, immerhin fühlt man sich schon ziemlich alleingelassen. Aber es geht. Und immer besteht ja noch die Chance, überrascht zu werden.

Der undankbare Kranke

Der Kranke selbst kann die Situation noch heftig verschärfen und Öl ins Feuer gießen, indem er schlecht über das ihn pflegende Familienmitglied spricht. Mein Vater behauptete einfach, er müsse jetzt nach Hause, weil meine Mutter sonst mit ihm schimpfen würde. Unfug, aber auch hier nutzt wie überall eine rationale Erklärung überhaupt nichts. Sagte ich ihm: »Also hör mal, das stimmt doch überhaupt nicht. Sie weiß doch, dass wir beide zusammen unterwegs sind!« Dann reagierte er garantiert mit Abwehr: »Ach, hast du eine Ahnung!« Aber ich wusste ja wenigstens Bescheid. Die Familienmitglieder aber, die sich der Mithilfe entziehen, machen keine Erfahrungen mit der Krankheit. Also wissen sie auch nur sehr wenig darüber, was dazu führt, dass sie dem Kranken natürlich solche und ähnliche Äußerungen glauben.

Matthias' Mutter ist mit der ehrenamtlichen Betreuerin, die mehrmals in der Woche kommt, ein Herz und eine Seele. Sie hat sogar schon Trost bei ihr gesucht, als einmal während des Besuchs ein Gewitter ausbrach. Regelrecht gerettet hatte sie sich zu dieser Frau, ist ganz nah bei ihr sitzen geblieben und hat deren Hand festgehalten. Als aber Matthias' Brüder, ihre anderen Söhne, zu Besuch kamen, zog die Mutter plötzlich über die Frau her, wie gemein die zu ihr sei. Matthias hätte sie geholt, der würde ja andauernd fremde Leute ins Haus holen. Nicht nur Matthias fällt es schwer, so etwas gelassen hinzunehmen. Vor allem, weil die liebe Kranke ja auch über ihn herzieht – oft sogar in seiner Anwesenheit! Und den anderen Angehörigen ist kaum klarzumachen, dass das, was die Kranke da erzählt, recht wenig mit der Realität zu tun hat, sondern vor allem etwas mit ihrer Stimmung und ihrer Angst.
Den Groll auf den »undankbaren« Kranken, den man dann noch nicht einmal zur Rechenschaft ziehen kann, kenne ich auch gut. Zum Platzen ist das! Aber alles Schimpfen ist wirklich falsch, es nutzt nichts und es kann sogar gefährlich wer-

den, wenn die Situation eskaliert. So weit, dass ein Unglück geschieht: Eine Familie hat mir erzählt, dass ihr kranker Vater plötzlich mit einem Knüppel in der Hand hinter der Mutter stand und sie niederschlagen wollte. Sie hatte ihm vorher gesagt, dass sie es sich nicht mehr gefallen lassen würde, dass er immer so schlecht über sie rede, wenn der Sohn da sei. Dass sie ihn dann nicht mehr pflegen könnte, basta! Damit hat sie ihn auf dem Balkon sitzen lassen und ist in die Wohnstube gegangen. Verständlich ist ihre Reaktion schon, dennoch – ein Fehler, der einem nicht unterlaufen sollte.

Auch das ist wieder einmal leicht gesagt! Dabei habe ich selbst wirklich erst heute nach einigen Jahren ein Gefühl dafür, was Leute damals gemeint haben, wenn sie sagten, »Na ja, Sie müssen halt ruhig bleiben!« Am besten versucht man sich vor Augen zu halten, dass es die Krankheit ist, die aus dem Vater oder der Mutter spricht und nicht die Person selbst. Dann kann man vielleicht auch wieder Mitleid empfinden mit dem oder der Kranken. Es erhöht ungemein die Chancen, dass man es schafft, ihn oder sie durch ruhige Worte abzulenken und in eine andere Stimmung zu bringen. Wie viele Male das auch bei mir nicht geklappt hat, kann ich hier gar nicht aufzählen!

Wie die Krankheit zusammenschweißt

Eine Beispielsituation von drei Geschwistern: »Ja, wir waren eigentlich alle recht schön eingerichtet in unseren unterschiedlichen Lebenssituationen. Alle nicht so weit voneinander entfernt, ab und zu mal telefonieren, hin und wieder Besuche, prima. Dann fängt der Vater an zu spinnen, und schon stecken wir wieder mittendrin in unserer Vergangenheit: Was passiert als Erstes? Das Übliche: Mein ältester Bruder zickt sofort los!

Den Vater hüten? ›Nee, der hat immer nur herumkritisiert an mir früher ... .‹ und dann kommt die Endlosschleife seiner Kindheitsleiden – nur, dass das jetzt auch schon gut 40 Jahre her ist und ich diesen unerwachsenen, kindischen Kram nicht mehr hören will!

Der zweitälteste Bruder ist vor Ort und verdient sehr gut, ganz im Gegenteil zu mir, und mischt sich auch noch dauernd mit unqualifizierten Bemerkungen in die Einstufung in eine Pflegestufe ein: ›Wie?‹, fragte er, als die Einstuferin der Pflegeversicherung auf dem Sofa saß: ›Das kann doch der Papa alles noch!‹ Ergo schießt er das ganze Geld vor, wann und ob ich ihm das jemals zurückzahlen kann, wissen allein die Götter! Und ich? Ich weiß nur, dass ich bei jedem Alarm losrase, die 200 Kilometer Rennstrecke hinter mich bringe, anstatt mich darum zu kümmern, dass ich mit meinem kleinen Laden endlich mal Geld verdiene. Meinen Hass über diese miese Krankheit schreie ich während der Fahrt ins Auto!«

Eine gute Fee, die den dreien ihr Vater-Problem gelöst hätte, ist nicht aufgetaucht, also haben halt alle zähneknirschend versucht zu tun, was sie können – und siehe da, alle konnten etwas anderes und das erwies sich als gut so. Nicht sofort natürlich, der Älteste war ja zunächst ein Totalausfall bei der Betreuung des Vaters, was schwer zu akzeptieren war, da gleichzeitig der Bruder vor Ort auf dem Zahnfleisch ging und die Jüngste immer wieder hin musste, um ihm beizustehen. Doch dieser ältere Bruder übernahm bald alles, was mit Informationsbeschaffung zu tun hatte, besichtigte Heime, verabredete Arzt- oder Klinikbesuche und konnte sich auf diese Weise nicht nur nützlich machen, sondern sich auch mit mehr Zeit an die Krankheit und den Kranken herantasten. Er brauchte einfach nur länger.

Mutter und Tochter: »Wir nehmen uns sehr viel ernster als vorher, können uns besser aufeinander verlassen und tauschen uns auch mehr aus.« »Seit sie Vater pflegt, stelle ich fest, dass meine Sätze oft mit ›du musst‹ anfangen – wie die der meisten Ratgebenden übrigens – und dass das ein Unding ist, dass ich mit dieser Formulierung allein schon so tue, als wüsste ich irgendetwas besser, als würde sie etwas nicht richtig machen. Damit habe ich sofort aufgehört, doch früher, glaube ich, wäre mir so etwas erst gar nicht aufgefallen.«

»Meine Mutter kann übrigens diese ganzen Ratschläge, die ja nicht nur bei mir alle mit der Formulierung ›du musst‹ anfangen, selbst wenn dahinter folgt, ›mal wieder etwas für dich tun‹ kaum noch ertragen. Eine Frau, die ihren kranken Partner pflegt, lebt in einer Überforderungssituation und braucht daher Hilfe, keine Vorschriften!«

Die Hilfe der Enkel

Wir hatten es gewagt, meinen Vater auf die Reise zu einer Familienfeier mitzunehmen, allein die mehrstündige Autofahrt machte uns Bauchschmerzen. Seltsamerweise blieb er im Auto aber ganz ruhig – die erste Stunde und die zweite auch. Dann kam seine Stimme von der Rückbank, auf der er mit seinen Enkeln saß: »Guck doch mal.« Im Rückspiegel sah ich, was er meinte: Mein jüngerer Sohn war eingeschlafen und lag vertrauensvoll auf seinem Opa, und der hielt still, die ganze Zeit, war vollkommen ruhig und gewärmt vom Vertrauen des Kindes.

Als die Enkelkinder kleiner waren, ertrug Herr Lorenz es nicht mehr, sie um sich zu haben. Ihr Lachen war ihm zu laut, die Spiele zu wild. Außerdem entzogen sie ihm tatsächlich einiges von der Aufmerksamkeit seiner Frau, worauf er zunehmend eifersüchtig reagierte.

Ich kenne das auch von meinem Vater, auch er hatte eine Zeit, in der er nur mit den Kindern meckerte, was ihnen die Lust nahm, ihn zu besuchen. Unsere Erklärung, dass das nicht ihr Opa sei, der mit ihnen schimpft, sondern die Krankheit in ihm drin, haben sie gut verstanden und waren bereit, sich mal wieder mit dem Opa zu beschäftigen.

Einmal gelang es ihnen, ihren Opa ins Kinderzimmer zu locken, wo sie dann vorsichtig mit einem kleinen, leichten Ball herumkickten. Mein Vater sagte immer: »Ach, das kann ich doch gar nicht mehr!« Aber wenn der Ball vor seine Füße rollte, trat er automatisch danach. Dilettantisch natürlich im Vergleich zu früher, aber er hat in seinem Leben so oft Fußball gespielt, auch mit seinen Enkeln, dass das zumindest als eine Art Grundreflex noch vorhanden war. Tatsächlich hat er eine ganze Weile mitgespielt und offenbar seinen Spaß gehabt.

Herrn Lorenz' Töchter erklärten ihren Kindern ganz genau, was mit dem Opa los ist und wie die Krankheit sein Gehirn zerstört. Außerdem achteten sie darauf, die Kinder nur noch einzeln zu Besuch zu schicken und baten sie immer mal wieder zu versuchen, mit dem Opa etwas zu tun. Das funktionierte gut, denn der Kleinere hat beim letzten Abschied gesagt: »Tschüss, Oma, ich hab dich lieb und den Opi auch, obwohl er in die Windeln macht.«

Bei uns sah mein älterer Sohn, als er die Großeltern besuchen ging, schon von weitem eine Gestalt über den Gartenzaun klettern: Es war mein Vater, der übrigens schon damals seine Beine kaum hoch genug heben konnte, um eine Hose anzuziehen! Mein Sohn rief ihm zu: »Hallo, Opa, wie geht's dir?« Darauf blieb mein Vater stehen und antwortete prompt – wie früher oft – scherzhaft: »So 1a bis 2 b!« Mein Sohn hakte sich bei ihm unter und lenkte ihn unauffällig Richtung Hauseingang zurück. Dort angekommen wollte er ihn mit hineinnehmen. Doch mein Vater protestierte ganz entschieden: »Da hinein? Auf gar keinen Fall, da gibt es nur Schlägereien.« Mein Sohn begann zu schwitzen, wie sollte er denn jetzt seinen Opa am Weglaufen hindern? Es war ganz einfach: Er sagte, er müsse da klingeln und wüsste gar nicht, wo und wie: »Kannst du mir das nicht zeigen, Opa?« »Aber selbstverständlich.« Mein Vater stieg frohgemut die Treppen hinauf, führte seinem Enkel vor, wie man klingelt, und vergaß dabei komplett, dass er ja keinesfalls mehr in dieses Haus gehen wollte.

Freunde

Da sich die meisten Freunde verabschieden, sind die Ausnahmen natürlich umso wertvoller: Die Tür der Tagespflege, in die mein Vater geht, war noch geschlossen, ich war zu früh. Auf der Bank davor saß ein Mann, der ebenfalls warten musste. Ich setzte mich zu ihm und erkundigte mich nach seiner Frau, die er ja vermutlich hier abholen wollte. »Falsch!«, entgegnete er, keine Frau – einen Freund und eine Freundin hole er ab. Er amüsierte sich über meine Verblüffung: »Ja, wussten Sie das denn nicht? Engel sind doch immer männlich, oder haben Sie schon einmal einen weiblichen gesehen?«

Auch wenn er selten persönlich vorbeikommen kann, so ruft er doch wenigstens von Zeit zu Zeit an und erkundigt sich. Ein alter Freund und Arbeitskollege meines Vaters. Die beiden haben immer zusammen gelacht und viel Unfug miteinander getrieben – eine fröhliche Freundschaft gepflegt. Umso schwerer fällt es dem Freund, seinen alten Kumpel so hilflos verwirrt zu sehen und von ihm gar nicht mehr erkannt zu werden. Aber er hat sich trotzdem etwas ausgedacht und zum 70. Geburtstag meiner Mutter extra sein Akkordeon mitgebracht und all die alten Schlager gespielt, von denen er wusste, dass mein Vater sie früher geliebt hatte. Mein Vater reagierte tatsächlich prompt und sang lauthals mit.

In Polen haben Ryszard und seine Mutter die Oma aufs Land in das Haus einer Freundin gebracht. Die lernt eine Woche lang die Oma und deren Pflege kennen und schickte danach Ryszards Mutter in einen zweiwöchigen Erholungsurlaub. Ryszard blieb zwar im Landhaus und half mit, konnte aber einen ganzen Trupp seiner Freunde dorthin einladen – die in einem Winkel des großen verwilderten Gartens zelten durften, so dass auch er sich ein wenig erholen und amüsieren konnte.

Eine Dame, die sich bei einem der großen Wohlfahrtsverbände hauptberuflich um Angehörige Alzheimerkranker kümmert, erzählte von Sportfreunden, die sich von der Krankheit so schnell nicht haben trennen lassen. Sie nahmen ihren alzheimerkranken Freund auch weiterhin mit zum Training. Selbst noch, als es mit seiner Bewegungsfähigkeit schwerer wurde und er eher am Spielfeldrand stand oder beim Spielen im Weg herumlief. Und auch noch, als er schon inkontinent war und sie regelmäßig mit ihm zur Toilette gehen mussten.

Nachbarn

Einmal im Monat treffen sich die Nachbarn zum Spiele-Abend im Wohnzimmer meiner Eltern und verschaffen damit meiner Mutter einen regelmäßigen Ausgangsabend. Sie hilft meinem Vater vorher noch beim Zu-Bett-Gehen, und falls der später wach wird, findet er bekannte Gesichter vor, hört er vertraute Stimmen, von denen er sich leicht beruhigen und wieder ins Bett bringen lässt.

Im Frühling war meine Mutter für ein paar Tage verreist, und ich bekam mit meinem Vater im Garten richtig Streit: Ich hatte mir doch tatsächlich erlaubt, mich länger als zehn Minuten mit den Pflanzen zu befassen, statt mit ihm. Das mochte und mag er bis heute gar nicht, er wird dann mürrisch oder wütend und schimpft. Damals schimpfte er nicht nur, sondern fing einfach an, alle Blumen in erreichbarer Nähe auszureißen. Den lautstarken Streit, den wir daraufhin führten, hörten selbstverständlich auch alle Nachbarn.

Am nächsten Tag klingelte es und einer der Nachbarn stand mit einem Paket in der Hand vor unserer Tür. »Ich hab hier Kuchen«, sagte er, »und Sie kochen uns jetzt schön einen Kaffee, und dann gehen Sie alleine spazieren und erholen sich ein bisschen. Ich bleib solange bei Ihrem Vater, ich hab zwei Stunden Zeit.«

Meine persönlichen Tipps für Sie:

- **Sparen Sie Kraft und Nerven, und rüsten Sie relativ rasch Toiletten behindertengerecht um.**
- **Vergeuden Sie nicht zu viel Energie, um andere Familienmitglieder zur Mithilfe zu gewinnen.**
- **Die Krankheit macht den Kranken so »undankbar«; es ist sinnlos, ihm Vorwürfe zu machen.**
- **Überlegen Sie gut, wie man anderen Pflegenden Ratschläge gibt: »Du musst ...« vermeiden.**

- Erklären Sie den Enkeln die Krankheit gut und lassen Sie sie selbst den Umgang mit dem Kranken ausprobieren.
- Begleiten Sie als Freund den Kranken noch ein wenig oder rufen ihn wenigstens ab und zu einmal an.
- Fragen Sie Nachbarn, ob sie vielleicht einen Abend auf den Kranken aufpassen würden – von selbst kommen diese vielleicht nicht auf die Idee.

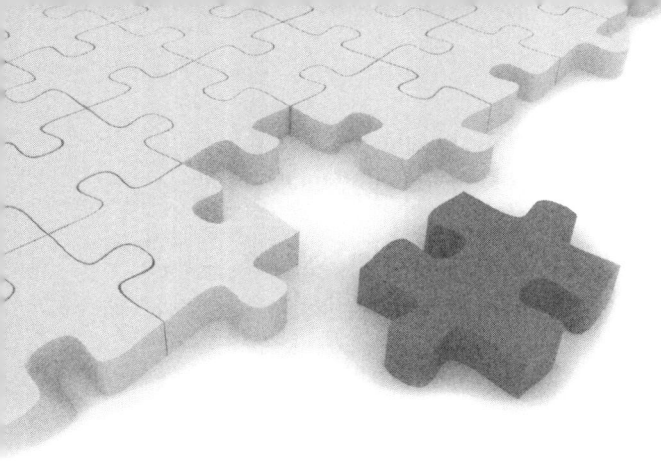

5. Kapitel

Halluzinationen – schwierige Phasen – Hilfen

Je weiter, desto schwerer

Jede Phase wird anders anstrengend als erwartet. »Du kannst dich sowieso auf nichts einstellen«, sagt meine Mutter, »jeder Tag ist anders als der vorherige.« Hört die Widerspenstigkeit auf, fängt die Unruhe an – hört die Unruhe auf, fängt das Hinfallen an. Stellt sich die beruhigende Wirkung der Medikamente zu guter Letzt doch noch ein, sorgen die Nebenwirkungen für extreme Verstopfung und Komplikationen beim Stuhlgang.

Es ist, als würde die Krankheit Alzheimer einem immer wieder eine lange Nase drehen. Aber wir wissen es ja seit den Anfängen: Mit Ruhe und Gemütlichkeit hat die Krankheit nichts zu tun.

Probleme des Wiedererkennens und Halluzinationen sind nicht nur Phänomene später Krankheitsphasen, sondern können auch schon früh auftauchen.

Gefühle helfen, wenn der Verstand versagt

Am Telefon hatte mein Vater schon früh nicht mehr genau gewusst, mit wem er sprach. Das Wort Tochter sagte ihm zunehmend nichts mehr, das Wort Enkel noch weniger. Die Namen hatten noch Vertrautes, er reagierte irritiert – aber ohne sinnliche Vorstellung der jeweiligen Person kam er damit nicht weiter. Er blieb aber dabei, alles zu überspielen, was so aussah, als könne er es nicht. Kam ich zu Besuch, lächelte er unverbindlich und fühlte sich durch mein Hallo in seinem Redefluss unterbrochen. Er zog sich schnell wieder in sein Dauerreden zurück, behielt mich dabei aber im Auge und lenkte seinen Redeschwall durchaus auch in meine Richtung – jetzt, wo ich mich doch so in den Vordergrund gedrängt hatte. Meist wurde er dann lauter, denn die neue Situation mit der Fremden – also mir – in der vertrauten Umgebung verursachte ihm Unbehagen. Mir auch, denn dieses »Nicht-erkannt-Werden« von dem eigenen Vater verkraftet man nicht so leicht.

Also ließ auch ich mich verführen, so weiterzumachen, als sei alles ganz normal. Doch irgendwann dachte ich, verdammt, früher, bei meiner Oma, hatte ich mir vorgenommen, immer mit ihr über alles zu sprechen – auch über moderne Computertechnik. Nie wollte ich sie so behandeln, als könnte sie mit ihren über 90 Jahren irgendetwas davon nicht mehr verstehen. Ihn als Person ernst zu nehmen, offen zu lassen, was er noch begreifen konnte – den Gefallen, dachte ich, könnte ich meinem kranken Vater auch tun.

Seither erkläre ich ihm die Situation: »Pass auf, ich bin gekommen, dich zu besuchen. Ich gehe mit dir spazieren und dann trinken wir mit der Mutter zusammen Kaffee, ok?« Darauf sah und sieht er auch heute noch zufrieden aus, so, als begreife er die Verabredung und wäre damit einverstanden. Es ist dabei egal, ob der Sinn meiner Worte ihn noch erreicht oder nicht. Er kommt mit mir zur Truhe im Flur, auf der er so gerne sitzt, und lässt sich seine Schuhe anziehen, ohne zwischendurch wegzulaufen. Ob ihm noch klar ist, dass die Schuhe zum Spazierengehen dazugehören, kann ich gar nicht sagen. Auf alle Fälle aber weiß er dann, dass ich für ihn da bin und etwas mit ihm tun möchte, und dem stimmt er durch Umgänglichkeit zu.

An der Selbstverständlichkeit unseres Umgangs miteinander erkannte er mich schließlich wieder. So, als wartete er erst einmal ab, was ihm seine Gefühle sagten, und wenn die die alte

Vertrautheit meldeten, dann kam ihm im normalen Redefluss mein Name wieder über die Lippen. Kein: »Ach so, du bist das!«, sondern etwas Gewohntes war wieder da. Er wusste, wer ich bin, und nahm mich wieder genauso selbstverständlich wahr, wie das ein Vater mit seiner Tochter tut.

Zu beobachten, dass die Gefühle helfen, wenn der Verstand versagt, beeindruckt mich bis heute. Das lässt mich meine eigenen Gefühle ebenfalls stärker spüren, die im Umgang mit ihm da sind. Wäre er gesund, würden wir gar nichts bemerken – beide nicht.

Es gab auch eine Zeit, da versuchte er, sich im Zuordnen der Personen an den Räumen der Wohnung zu orientieren: Verließ ich das Wohnzimmer und ging in die Küche, so kam er bald nach, begrüßte mich dort als eine neue Person. Fing ich an zu kochen, sagte er irgendwann, Moment, er müsse drinnen, er zeigte aufs Wohnzimmer, Bescheid sagen. Er ging, um der Wohnzimmer-Tochter Bescheid zu sagen, dass die Küchen-Tochter etwas kocht, und suchte nach mir. Kam ich ihm nach ins Wohnzimmer, dann erzählte er mir wirklich, dass gekocht würde, und verschwand wieder in Richtung Küche.

Immer wieder Ausflüge in die Vergangenheit

Im Wald ist mein Vater einmal böse geworden, weil meine Mutter nicht auf seine Warnrufe reagierte, sondern ihm sagte, er solle es gut sein lassen, da vorne sei doch nichts. Für sie war es das 1000ste »Guck mal da vorne, jetzt guck doch mal!« des Tages, für ihn war es Lebensgefahr: Am Waldrand standen Soldaten, und sie hatten ihre Gewehre auf ihn gerichtet. Er schrie und weigerte sich, den gewohnten Weg weiterzugehen.

Ruhiger wurde er erst, als sie schnell mit ihm in einen Seitenpfad einbog.

Vom Krieg war oft und lange die Rede, sogar noch heute können seine verstümmelten Sätze davon handeln. Immer wieder landete er dort, in den Schrecken seiner Kindheit und Jugend. Die meisten Pflegekräfte wissen das, sie hören oft Auszüge aus Kindheits- und Jugenderlebnissen, und dort war einfach häufig Krieg.

»Guck mal«, mein Vater blieb stehen, klopfte sich auf die Brust und sagte: »Das Hemd«, er klopfte auf seine Oberschenkel und sagte: »die Hose«, deutete an sich herab: »die Schuhe, alles von der HJ.«
»Aber Papa, der Krieg ist jetzt schon seit 60 Jahren vorbei, die HJ gibt es nicht mehr.« Er schaute mich empört an: »Also jetzt mach aber mal 'nen Punkt, ich war doch selbst noch da, in Dorndorf, letzte Woche!«

Mit den fremden Männern, von denen der Kranke plötzlich behauptet, sie lägen in seinem Bett, oder Soldaten, die er im Keller erspäht, kann man fertig werden. Man erklärt den Kranken einfach, die hätte man hinausgeworfen. Aber so manches Mal sind solche Visionen hartnäckiger und mit stärkeren Ängsten verbunden. Diese kommen nicht nur aus dem Krieg, sondern vielleicht auch aus der frühen Kindheit. Es braucht dann sehr viel Kreativität und Geduld, den Kranken da herauszuholen und abzulenken. Wenn Halluzinationen auftreten, sollte mit dem Arzt gesprochen werden. Es gibt Medikamente, die Abhilfe schaffen können.

Den Kranken durch solche Zustände zu begleiten, kostet Kraft. Es hat schon Tage gegeben, in denen ich die Stunden gezählt habe, die ich noch bei ihm bleiben musste. Wenn sich der Gedanke an Flucht nicht mehr abweisen lässt, dann ist es höchste Zeit, dass man sich Hilfe holt, Erholungspausen bekommt. Dem Kranken kann man mit der eigenen schlechten Stimmung nicht beistehen, die hilft ihm nicht. Wenn jetzt Geld vorhanden ist, dann sollte man unbedingt jemanden zur Unterstützung ins Haus holen oder den Kranken einen oder mehrere Tage in einem Tagespflegeheim unterbringen.

Vom Horror zum Vergnügen

Man muss sich immer und immer wieder vor Augen halten, dass es die Krankheit ist, die die Kranken in diese bösartigen Zustände versetzt.

So wenig die Sätze meines Vaters heute noch einen Sinn geben, so klar wird, dass er, sobald ihn eine Situation sehr anstrengt, wieder auf alle schimpft, die er zu Gesicht bekommt, und zu sagen versucht, dass die etwas falsch machen.

Das verleidete mir die Spaziergänge mit ihm. Er konnte weder entgegenkommende Fußgänger noch Fahrradfahrer akzeptieren. Schon wenn er von weitem sah, dass sich jemand auf uns zubewegte, begann er zu schimpfen. Irgendwas an der näher kommenden Person lieferte ihm prompt einen Beweis, dass seine Ablehnung ihre Berechtigung hatte. Beispielsweise ein Hut.

Also nein, wie man so etwas aufsetzen könne, das sei nicht zu verstehen, das lehne er total ab. Es war der reine Horrortrip! Ich befürchtete, er würde gleich die Leute beschimpfen, zurückhaltend war er ja nicht gerade. Nichts half, bis ich ihm irgendwann einmal völlig entnervt beipflichtete. »Ja, ja«, sagte ich, »du hast ja Recht. Wie kommt denn bloß dieser furchtbare Hutträger dazu, auf unserem Weg herumzulaufen! Eine Frechheit ist das doch, oder?« Mein Vater schwieg, ich hoffte auf Ruhe, doch er reagierte komplett anders als erwartet. Er schien sich plötzlich sehr zu freuen und ging auf meinen Vorschlag ein: »Genau. Dieser eingebildete Affe!« Super – so ging es: Wir hatten ein neues Spiel und konnten uns prima zusammen aufregen. Nur kurz bevor der Entgegenkommende in Hörweite war, musste ich auf die Bremse treten: »Psst – nicht dass der uns hört, der sieht doch viel stärker aus als wir!« Dann lachte mein Vater mit mir, und wir amüsierten uns über die anderen, und es hat niemandem geschadet.

»Die Gesichter der Mitpatienten hätten Sie sehen sollen!«

Manchmal hilft alles nichts, die peinlichen Gespräche müssen öffentlich geführt werden: Renates Mutter lag während ihres Krankenhausaufenthaltes mit Frauen in einem Zimmer, die nicht an Demenz erkrankt waren. Renate kam zu Besuch und konnte gerade ›Hallo‹ sagen, da jammerte die Mutter los: Ob sie sich vorstellen könnte, was letzte Nacht hier passiert wäre? Fremde Ärzte seien gekommen und hätten alle gezwungen, aus den Betten zu steigen, um sie mitzunehmen. Einige hätten fliehen können, übers Dach. Und die hätten ihr eine Tasche zugeworfen und gerufen, sie solle sich schnell verstecken. Das hätte dann gerade noch geklappt. Hier unter dem Bett hätte sie gelegen, stundenlang. Ja, und wie sollte das jetzt weitergehen, mit den leeren Betten überall, und die Schwestern wären ja auch alle weg.
Renate hörte zu, nickte, warf ein, das sei ja schrecklich und wie gut, dass sie es noch geschafft hätte, sich zu verstecken.

Aus den Augenwinkeln sah sie während des Gesprächs, wie die anderen Patientinnen im Zimmer immer unruhiger wurden und schließlich hinausgingen: »Die haben bestimmt bei den Schwestern nachgefragt, ob man mich nicht festhalten und in die Irrenanstalt, aus der ich doch bestimmt entlaufen wäre, zurückschicken müsste!«

In der Realität bleiben – Wo sind eigentlich die Kranken?

Egal, wie die mit Alzheimer unerfahrene Umgebung reagiert – aus den Alptraumvorstellungen, ihrer Angst und ihren Unsicherheiten muss man die Kranken befreien. Einfach ist das nicht.

Eine erfahrene Altenpflegerin hat mir gezeigt, wie man mit einem Demenzkranken in einer schwierigen Phase umgeht. Wir hatten sie engagiert, weil meine Mutter an einem Ausflug mit der Nachbarschaft teilnehmen sollte. Meine Zeit war knapp, daher konnte ich nur kurz zum Kaffee vorbeischauen, um zu sehen, ob sie auch mit meinem Vater zurechtkam. Ich habe nicht schlecht gestaunt: Diese Frau hat meinen Vater alleine durchs Haus laufen lassen, sich aber immer nahe genug bei ihm aufgehalten, um seine Stimmung mitzubekommen. Sie griff sofort ein, wenn er auch nur leicht anfing, in den Nörgel- und Schimpfbereich zu kippen. Sie sprach ihn dann an, erzählte ihm etwas oder brachte ihn zum Lachen. Mein Vater kam gar nicht dazu, sich aufzuregen, und hatte in diesen Tagen, trotz der Abwesenheit meiner Mutter, keine Angst auszustehen.

Matthias geht mit seiner Mutter gerade einen entgegengesetzten Weg. Er erzählte mir, dass es ihm noch immer gelänge, seine Mutter in der Realität zu halten. Das ist ein Fehler. Natürlich weiß ich, dass der Pflegealltag einem Pflegenden nicht viel Zeit zum Nachdenken lässt. Oft reagiert man nur schnell auf die Kranken, weil ja auch alles andere, – z. B. das Einkaufen, das Kochen, die Wäsche – sinnvoll funktionieren muss. Die Mutter zu führen und alles, was sie sagt, wieder mehr an die Realität anzupassen, kann dabei schon sinnvoller erscheinen, als ihren »Spinnereien« nachzugeben. Funktionieren allerdings wird das nicht mehr lange. Denn seine Mutter wird, wie alle Kranken, immer seltener da sein, wo er auch ist. Und sie zurückholen ist das, was ja nicht mehr möglich ist. Man muss die Kranken dort lassen, wo sie gerade sind, und sie nur, wenn es geht, ein bisschen begleiten.

Eine Nachbarin erzählte, dass ihre demenzkranke Mutter oft abends ganz aufgeregt ankam und in ihrem alten Dialekt fragte, ob bei diesem schrecklichen Sturm etwa die Tiere noch draußen seien – sie war auf einem Bauernhof aufgewachsen. Es hätte nichts genutzt, ihr in Erinnerung zu rufen, dass sie schon jahrzehntelang kein Vieh mehr zu versorgen hatte. Die Tochter versicherte im gleichen Dialekt, dass sie die Tiere schon lange von der Weide geholt habe und alle sicher im Stall stünden. »Gott sei Dank!«, sagte die Mutter und setzte sich wieder entspannt vor den Fernsehapparat.
Die Kranke ist beruhigt, sie ist in Sicherheit – alles ist in Ordnung. Mit einem Widerspruch konfrontiert, den sie nicht verstehen kann, bliebe sie hilflos und in großer Angst zurück. Sie würde immer noch die Tiere retten wollen, sich dabei aber auch gegen ihre Tochter, die sie daran hinderte, wehren müssen und so fort.
Klipp und klar: Jedes Nein ist Grund für Angst und Unruhe und kann beides steigern. Jedes Ja nimmt Angst und Unruhe.

Ryszards Oma saß bei meiner Freundin im Garten, am Ende einer langen Tafel, die dort malerisch unter einem Kastanienbaum steht. Die jungen Leute, die dort mit ihr Kaffee tranken – Freunde ihres Enkels, fragte sie: »Entschuldigen Sie, Sie fahren doch auch hier mit diesem Bus. Könnten Sie nicht mal nachschauen, was da hinter mir los ist? Ich habe das Gefühl, da ist alles abgebrochen. Da ist gar nichts mehr, da hinter mir.« Die Frage der alten Dame ist eine gute Metapher für die Unsicherheit, in die die Krankheit ihre Opfer schickt. Man könnte glauben, das kranke Gehirn funktioniere heimlich doch noch richtig und versuche, eine Botschaft über seinen Zustand zu schicken.

Alzheimerforscher sprechen von »Erinnerungsinseln«, auf denen die Kranken immer wieder landeten. Ein schönes Bild. Bei manchen Alzheimer-Kranken kommt eine dieser Erinnerungsinseln angeschossen und verschwindet schnell wieder. Andere lassen sich für lange Zeit auf einer dieser Inseln nieder. Das ist an sich nicht so spektakulär, denn auf diese Weise funktioniert Erinnerung ja auch – eine Zeitinsel kommt, mal als Traum, mal als inneres Bild, mal als ferner Klang vorbeigeschwommen. Normalerweise wissen wir, dass wir uns gerade erinnern. Die Demenzkranken sind sich dessen nicht mehr bewusst. Sie verlieren die Fähigkeit zu erkennen, dass es die Erinnerung ist, die sie sehen oder erleben. Sie sind in dem Moment ganz und gar dort, sie nehmen sich nur noch in einer Zeitform wahr, in unmittelbarer, ewiger Gegenwart.

Die Vorsitzende einer der Alzheimer-Gesellschaften in Deutschlands Norden lieferte ein anderes Bild: Die Kranken kreisen, ihrer Meinung nach, wie Geier über ihrer Biographie und stürzen sich immer mal wieder mitten hinein. Dort, wo sie landen, halten sie sich dann eine Weile auf. So lange, bis der Vogel in ihnen wieder aufsteigt und weiterfliegt.

Ich wiederum stelle mir vor, dass vor dem inneren Auge meines Vaters die Bilder seines Lebens vorüberjagen und es ihm nur manchmal gelingt, sich an einer Stelle einzuhaken und dort eine Weile zu bleiben. Währenddessen aber drängeln und stauen sich die anderen Bilder am Rande seiner Wahrnehmung, so dass er sich nach einer Weile nicht mehr an diesem Ort halten kann und loslassen muss. Die Bilder ziehen langsam weiter, nehmen Fahrt auf und werden wieder schneller. Dann leert sich sein Blick, richtet sich nach innen und sein Satz bricht in der Mitte ab. Erst, wenn er es wieder schafft, sich an einem Bild festzuhaken, ergeben seine Worte wieder – für einen kurzen Moment – einen Sinn.

Jetzt aber Entlastung her: Was gibt es?

In meiner Stadt gibt die Alzheimer-Gesellschaft einen Wegweiser mit allen Angeboten zur Unterstützung bei Demenz mit Telefonnummern, E-Mail Adressen, Sprechzeiten und Büroadressen heraus. Ein reichhaltiges Angebot, von dem ein Teil zu einem schon seit ein paar Jahren existierenden städtischen Programm zur Würde im Alter gehört.

Angebote zur Hilfe für Kranke und für pflegende Angehörige machen die Alzheimer-Gesellschaft, die freien Wohlfahrtsverbänden und kirchliche Einrichtungen, wie beispielsweise die Diakonie. Alle Angebote sind sich ähnlich und gleich wichtig. Ob jetzt der eine Verband ein Informationstelefon, der andere eine Samstagsbetreuung anbietet oder jeder Verband beides, das ist von Stadt zu Stadt und Region zu Region unterschiedlich. Dazu kommen gemeinnützige Vereine, die sich regional eigens für die Arbeit im Bereich der demenziellen Erkrankungen gegründet haben. Überall finden Angehörige Hilfe und Entlastung, die sie unbedingt kennen und vor allem: in Anspruch nehmen sollten! Ich möchte ein paar Möglichkeiten aus meinen regionalen Erfahrungen herausgreifen und hier vorstellen:

Gute *Einzelberatungen* sind nach wie vor etwas sehr Wertvolles und dankenswerterweise immer häufiger zu finden. Elfriede Schneider traute sich zunächst gar nicht hin, zur Beratung bei der Caritas: »Ich dachte, die sagen mir, ich soll mich nicht so anstellen!« Inzwischen ist der Kontakt sehr herzlich geworden, Frau Schneider findet mit allem Gehör und Rat, was ihr gerade Schwierigkeiten bereitet.
Mittlerweile gibt es einen Beratungsanspruch für alle Pflegenden – also bitte nachfragen und annehmen, auch gerade im Hinblick auf die Finanzen, zu denen ich später auch noch komme.

Das *Angehörigen-Telefon* betreibt ebenfalls die Caritas. Es ist jeweils für zwei Stunden vormittags wie nachmittags mit Hauptamtlichen und gründlich ausgebildeten Ehrenamtlichen besetzt.

Angehörigenseminare werden von vielen mit Alzheimer befassten Organisationen und meistens auch von den Alzheimer-Gesellschaften selbst angeboten. Man lernt dort, mit den Kranken umzugehen und heil durch schwierige Situationen zu kommen. Gehört auch eine Betreuung der Kranken für die Seminarzeit zum Angebot, dann gibt es keine Ausrede mehr: Pflegende Angehörige müssen dorthin! Der Gedanke ›Jetzt soll ich mich auch noch in meiner spärlichen Freizeit mit der Krankheit beschäftigen!‹ ist verständlich, aber nicht hilfreich, denn das hier Gelernte kann den Alltag ungeheuer erleichtern.

Selbsthilfegruppen sind ebenfalls ein Muss. Der Austausch mit anderen Angehörigen entlastet. Man hört nicht nur, wie es die anderen machen, sondern stellt fest, dass man selbst über Erfahrung verfügt, die anderen weiterhilft. Es wird zugehört, es gibt Verständnis und Trost, gerade das, was in den normalen sozialen Kontakten im Verlauf der Krankheit auf der Strecke bleibt. Sehr wichtig: Selbsthilfegruppen sind ein Ort für neue Freundschaften in Zeiten, in denen die alten zusehends verlorengehen.

Hausbesuche bieten, bis zu dreimal in der Woche, fast alle Organisationen an. Das heißt, sie schicken Mitarbeiter vorbei, die sich mit den Kranken beschäftigen, alte Familienbilder mit ihnen anschauen, spazieren gehen, Eis essen oder Kaffee trinken.
Der Verein »HILDA, Hilfe für Demenzkranke und ihre Angehörigen«* kann solche Hausbesuche sogar vier Mal in der Woche anbieten.
Im Rahmen von Projekten wie dem der »Würde im Alter« gibt es diese Hilfe auch schon einmal kostenlos. Normalerweise aber kosten diese »niedrigschwelligen« Angebote, wie der Fachmann sagt, zwischen 5 und 8 € in der Stunde. Das

---

gegründet von einem »Bürgerinstitut e.V.«, das es sich seit ca.100 Jahren in Frankfurt zum Ziel gesetzt hat, Verantwortung für diejenigen zu übernehmen, denen es schlecht geht.

ist sehr günstig, denn im Einsatz sind zumeist ehrenamtliche Helferinnen, für die lediglich eine Aufwandsentschädigung zu zahlen ist.

Der Besuch gilt den Kranken, ihnen soll damit Wohlbefinden und Wertschätzung vermittelt werden, während die Angehörigen sich eine Weile nur um sich selbst kümmern dürfen.

Pflegerische oder hauswirtschaftliche Tätigkeiten übernehmen die Besucherinnen nicht – auch weil sie keinesfalls als billige Konkurrenz zu den professionellen Pflegekräften gedacht sind.

Die Tatsache, dass jemand zum Helfen ins Haus kommt, sich interessiert und kümmert, löst schon viel von der alltäglichen Anspannung und führt zu besserer Stimmung.

Krisenintervention kann – neben anderen – auch die Diakonie leisten, dazu psychologische Beratung. Auch Begleitung, Hausbesuche und Gesprächskreise für Angehörige.

Betreuungsgruppen bietet der Sozialverband VDK in seinen Schulungsräumen an – zweimal in der Woche jeweils vier Stunden und jeden zweiten Samstag jeweils sechs Stunden. Auch bei der AWO, der Arbeiterwohlfahrt, ist ein *Betreuungsdienst* zu finden. Ein *samstägliches Betreuungsangebot* jeweils von 9.00 – 16.00 Uhr gibt es beim Deutschen Roten Kreuz. Vorhanden sind geschulte Mitarbeiter, die in diesem Rahmen auch eine musikalische, künstlerische und gestalterische Arbeit anbieten.

Tagesausflüge unternimmt der gemeinnützige Verein »Leben mit Demenz« zweimal im Monat mit fünf bis acht Kranken. Jeder erhält einen eigenen Betreuer, und es geht in die ländliche Umgebung. Fixe Programmpunkte sind ein zweites

Frühstück, Mittagessen und Kaffeetrinken. Der wunderbare Duft nach ausgesucht gutem Essen soll den Kranken in die Nase steigen, und es wird auf schönem Geschirr angerichtet: Geruch, Geschmack, Genuss wahrzunehmen, ist das Programm für die Städter auf dem Land. Darüber hinaus wird nur noch getan, wonach jedem gerade der Sinn steht, und am Abend wird ein sehr zufriedener Demenzkranker bei seinem Angehörigen abgegeben.

Dieses Projekt hat der Verein gemeinsam mit den Studenten eines Seminars des Fachbereiches Sozialarbeit bzw. Sozialpädagogik an der Fachhochschule entwickelt: eine mobile Tagespflege.

An diesem Fachbereich haben Vereinsgründer und Mitarbeiter regelmäßig Lehraufträge. Studenten können sich für mindestens ein Semester beim Verein als Praktikanten verpflichten und die Begleitung eines Demenzkranken in einem der Projekte des Vereins übernehmen – wobei ihnen die Ausbilder mit Rat und Tat zur Seite stehen.

Bei einigen dieser Ausflüge wird eine ganz andere Art des Wanderns eingesetzt, das Autowandern. Will nämlich ein altes Ehepaar mit seinem Betreuer wieder einmal zum geliebten Sandplacken im Taunus, dann geht das zu Fuß nicht mehr – der pflegende Ehemann ist hochbetagt und gar nicht mehr gut zu Fuß. Also fährt sie ihr Betreuer vom Verein »Leben mit Demenz« mit dem Auto auf den Hochtaunuspass hinauf und sie können den Ausblick gemütlich im Sitzen genießen. Gerne fahren sie dann auch noch einmal hinunter und von einer anderen Seite erneut hinauf. Rast kann überall da eingelegt werden, wo die Aussicht am schönsten ist, und auf dem Rückweg reicht die Zeit meistens für einen kurzen Abstecher zu Aldi. Nur zum Nachsehen, was es alles so gibt

– gekauft wird höchstens eine Kleinigkeit, denn das Ehepaar lebt sparsam.

Auch mit einem ehemaligen Handelsvertreter fährt ein Betreuer des Vereins spazieren – auf der Autobahn. Denn da fühlt sich der Mann wie früher und kommt nachmittags glücklich zur pflegenden Ehefrau zurück, überzeugt, endlich mal wieder richtig etwas »weggearbeitet« zu haben.

Reisebegleitung ist möglich, wenn Angehörige mit ihren Kranken verreisen möchten oder müssen. Der Verein stellt Praktikanten zur Verfügung, die mitreisen und helfen. Auch dieses Angebot wird ermöglicht durch die Zuschüsse aus dem städtischen Programm zur »Würde im Alter«.

Ins *Tanzcafé* lädt der VDK einmal im Monat in das eigene Haus. Tanzen ist ein Vergnügen von »früher«, das oft noch lange durch diese Krankheit hindurch gerettet werden kann. Auch mein Vater reagiert noch auf den Klang von Musik, singt entweder mit oder bleibt stehen und wiegt sich vor und zurück. Wird er zum Tanz aufgefordert, von meiner Mutter oder einer der Betreuerinnen seiner Tagespflege, dann nimmt er sie richtig in den Arm und kann auch die Tanzschritte noch. Manchmal länger, manchmal kürzer, das ist egal – in diesen Momenten ist er ganz bei sich und glücklich.

Urlaub für Angehörige und Kranke organisiert die Caritas (wie viele der im Bereich Demenz aktiven Verbände und Organisationen und die Alzheimer-Gesellschaften selbst auch): Es geht für 14 Tage in ein verbandseigenes Haus in einem deutschen Kurort. Acht Paare mit vier Betreuern für die Demenzkranken sind dabei, den Angehörigen steht ein eigener Betreuer zur Verfügung, der Ausflüge mit ihnen organisiert. Außerdem können sie das hauseigene Hallenschwimmbad nutzen, die Sauna oder auch die Kneippanlage. Und zum Kurzkonzert geht es natürlich auch. Urlaube dieser Art werden immer häufiger angeboten und auch genutzt.

Claudia Lorenz schwärmte von einem an der Ostsee, den eine der Alzheimer-Gesellschaften organisiert hatte. Sie erholte sich wunderbar dabei, es gab keinen Ausflug, an dem sie nicht mitgemacht hätte, derweil sie ihren Mann in guter Obhut wusste.

Urlaub nur für Demenzkranke wiederum gibt es beim VDK einmal im Jahr für eine Woche mit einer mindestens 1:2 Betreuung. Es geht ebenfalls in ein verbandseigenes Haus in einer deutschen Kurstadt. Ein Salinen-Besuch steht auf dem Programm, ein Besuch des Kurkonzertes und sogar eine Nachtwanderung. Die darf auch in der Nähe stattfinden: im Kurpark. Eine große Herausforderung, weil es durchaus vier Stunden dauern kann, bis die Gruppe den Kurpark einmal umrundet hat.

Die *Betreuung alleinlebender Demenzkranker* übernehmen Wohlfahrtsverbände und Vereine. Mitarbeiter gehen mit den Erkrankten zum Einkaufen oder auch zum Arzt und helfen bei der Alltagsorganisation. Ziel ist es, den Demenzkranken so lange wie möglich ein selbstbestimmtes Leben zu Hause zu ermöglichen. Manchmal gelingt es ihnen bis zum Ende. Eine sinnvolle Vorbereitung auf die vielen Singles, die familienlosen Alzheimer-Kranken, deren Zahl in Zukunft ansteigen wird. Momentan geht man davon aus, dass nur etwa 30 % aller Erkrankten in Heimen u. ä. leben.

Einen *Gesprächskreis für Menschen mit beginnender Demenz* hat ebenfalls das Bürgerinstitut eingerichtet. Auch dort geht es um Alltagsorganisation, Ängste und Hilfsmöglichkeiten.

Eine **Seniorenhilfe** gibt es in der Stadt meiner Eltern. Das ist eine kleine Privatinitiative mit einem Konzept, das so einfach wie schön ist: Jeder kann stundenweise mitarbeiten und sich um ältere Betreuungsbedürftige kümmern. Die investierte Zeit wird gutgeschrieben, und im Alter kann man sie für sich selbst abrufen. Von dieser Seniorenhilfe kommt einmal in der Woche ein Mann, um mit meinem Vater spazieren zu gehen.

Ambulante Pflegedienste leisten professionelle Hilfe, egal, ob nur einmal morgens beim Waschen, beim Bestellen von Hilfsmitteln wie Rollstühlen oder bei der regelmäßigen Versorgung der Kranken. Manche der Altenpfleger, die für die Dienste arbeiten, haben ihren Job im Pflegeheim wegen der oft miserablen Arbeitsbedingungen an den Nagel gehängt.
Einen solchen ambulanten Pflegedienst beauftragt meine Mutter immer mal wieder, und die Leiterin ist eine ganz patente Frau, die sofort anpackt und Erleichterung verbreitet. Letztens trafen mein Sohn und ich sie im Feld beim Joggen, als wir gerade meinen Vater im Rollstuhl – den braucht er, weil er jetzt öfter mal schlapp macht unterwegs – einen aufgeweichten holprigen Feldweg entlangschoben. ›Na prima, die wird uns Bescheid stoßen‹, dachte ich ›mit dem guten Rollstuhl hier im Matsch.‹ Sie kam, lachte und legte als erstes meinem Vater ganz liebevoll eine Hand an die Wange, fragte ihn und nicht uns, wie es ihm gehe, und freute sich, dessen Enkel kennen zu lernen. Auf meine Frage, ob wir auf diesem Gelände einen Zusammenbruch des Rollstuhls riskierten, winkte sie nur ab, der hielte das schon aus. Die Frage sei, ob das für

uns nicht zu schwer werde. Mein Sohn erklärte sofort, dass es kein Problem für ihn ist, den Opa durch schwieriges Gelände zu schieben. Ich war beruhigt, sie joggte weiter und alle waren zufrieden. Ich mag diese Frau!

So gut diese Dienste sind, sie sind natürlich nicht billig. Auch sie müssen jedes Kämmen und Eincremen nach vorgegebenen Kostenplänen der Pflegeversicherung in Rechnung stellen.
Für mitfühlende Gespräche kann nichts abgerechnet werden, aber das kann ja auch während des Kämmens und Anziehens stattfinden.
Natürlich gibt es Unterschiede in der Qualität:
Renates Schwester schaute mittags bei den Eltern vorbei und sah, dass die Tabletten, die der Pflegedienst hätte geben sollen, unberührt in der Küche lagen. Der Leiter dieses eigens dazu engagierten Dienstes erklärte, das sei vergessen worden, heute mal. Warum sie sich darüber aufregte, konnte er nicht verstehen. Wütend schimpfte er zurück, es könnte schließlich jeder mal etwas vergessen. Renate und ihre Schwester kündigten dem Pflegedienst und engagierten einen zuverlässigeren.

Träger der *Tagespflegeeinrichtungen* können Pflegeheime sein, Verbände der Alten- und Behindertenhilfe und der freien Wohlfahrt. In meiner Stadt sind das auch das Zentrum für Soziale Psychiatrie und der Evangelische Verein für Innere Mission.
Meine Vater hält sich dort von 9.00 bis 17.00 Uhr auf. Diese Einrichtungen verfügen in der Regel über sehr gut ausgebildete oder eingearbeitete Mitarbeiter, und sie haben eine große Palette unterschiedlicher Beschäftigungsmöglichkeiten parat. Es wird gesungen, getanzt, gemalt und gebastelt, und es gibt Tagesausflüge in größeren oder kleineren Gruppen. Haben

die Betreuer den Eindruck, es täte den Betroffenen gut, so unternehmen sie auch Spaziergänge mit nur einem oder zwei Kranken.

Unsere Tagespflege wird vom Deutschen Roten Kreuz betrieben. Sie war von Anfang an ein Segen, vor allem weil es dort immer Rat und Mitgefühl gibt. Die Mitarbeiter gingen und gehen phantastisch mit meinem Vater um, egal, ob er schwierig ist oder nicht, und sie organisieren eine Selbsthilfegruppe für Angehörige – mit Betreuung für die Kranken in der Zeit.

Wenn sich Angehörige über diese Tagespflegeeinrichtungen unterhalten, dann gibt es meistens nichts als Lob. Auch Julia, die bei der Suche zur Unterbringung ihres Vaters auf eine Tagespflege des ASB – Arbeiter-Samariter-Bundes – stieß, war hellauf begeistert.

Mittlerweile las ich bei einigen Tagespflegeeinrichtungen den Hinweis, sie könnten Demenzkranke mit »starker Weglauftendenz« oder »Aggression« nicht aufnehmen. Natürlich wird es schwierig, wenn gleich bei mehreren Kranken solche Probleme auftreten. Dennoch könnten sie doch zuerst einmal mit den Angehörigen sprechen und eine Lösung suchen, anstatt von Anfang an einen Ausschluss zu verkünden.

Mit meinem Vater gab es nie Schwierigkeiten, obwohl er ja immer überall herumläuft, natürlich auch regelmäßig Richtung Ausgang. Und besonders friedlich war er ja auch nicht immer. Ich bin sicher, dass in den meisten Fällen gut ausgebildete Mitarbeiter in der Lage sind, die Kranken aus diesen »unangemessenen« Verhaltensweisen wieder herauszuholen, und es von daher nicht nötig ist, sie im Vorfeld abzuweisen.

Sterbebegleitung stellt der VDK zur Verfügung, wenn das Ende absehbar und der endgültige Abschied vom jahrelang gepflegten Kranken genommen werden muss.

Die berühmte »Polin«

Es gibt noch andere Pflegelösungen für die Angehörigen. Zum Beispiel die berühmte Polin. Auf den ersten Blick leuchtet sie als Lösung unbedingt ein. Auf den zweiten kann – wie bei uns – einiges gegen sie sprechen. Laut eines aktuellen Angebotes aus dem Netz kostet sie im Monat zwischen (bezogen auf unsere Region) 1.400 und 1.600 € – inklusive Sozialabgaben, Krankenversicherung und Steuern. Hinzu kommen alle drei Monate 100 € Reisekosten, sowie Verpflegung und ein Vermittlungshonorar. Einmalig in Höhe von 180 € für eine Vertragslaufzeit von drei Monaten und 600 € für eine von 12 Monaten. Es handelt sich hier um eine offiziell arbeitende Vermittlungsagentur.

»Die Polin« lässt sich selbstredend ganz normal über die Arbeitsagenturen engagieren und man wird dort vermutlich in der gleichen Preisklasse landen.

Mittlerweile gelten meines Wissens die Frauen aus Polen bereits als zu teuer und es ist die Rede von Weißrussinnen und Rumäninnen – die Preise, die genannt werden, sind sehr viel niedriger als die meines Netzangebotes. D. h.: In diesem Bereich wird ständig auch illegal beschäftigt, weil kaum jemand die hohen Heimpreise bezahlen will oder es seinem Kranken nicht zumuten will, unter so schlechten Bedingungen, wie sie dort oft herrschen, zu leben.

Für meinen Vater bedeutete die Lösung mit der »günstigen« Pflegekraft zu Hause aber, dass er seine Tagespflege verliert und damit den Ort, an dem sich Menschen aufhalten, die gut ausgebildet, krankheitsgerecht mit ihm umzugehen verstehen. Menschen, die die Geschichte seiner Krankheit genauso gut kennen wie seine ewig gleichen Erzählungen. Menschen, die ihm zuhören, mit ihm lachen und die es immer wieder schaffen, ihn zu beschäftigen und die auch mal spontan mit ihm tanzen oder singen. Denn Tagespflege und »Polin« könnten sich meine Eltern natürlich nicht leisten.

Am wichtigsten aber wäre für mich der Verlust an Kompetenz, der alle Beteiligten ereilte, engagierten wir eine osteuropäische Dauerhilfskraft. Der Angehörige geht ja, was die Krankheit betrifft, damit wieder in eine völlige Einsamkeit. Er verzichtet auf alle kompetente Hilfe sowie den Austausch mit anderen, der sich schon allein beim Hinbringen und Abholen des Kranken zur und von der Tagespflege ganz von selbst herstellt.

Der richtige Arzt

Ärzte braucht man zur Bewältigung der Krankheit natürlich auch – allein schon wegen der Medikamente und der Diagnose – die ist sehr wichtig, weil es ja unterschiedliche Ursachen von Demenzen geben kann und einige davon durchaus behandelbar sind.

Es kann dauern, bis man einen Arzt gefunden hat, der sich auskennt und bereit ist, sich mit den Fragen der Angehörigen auseinanderzusetzen. Ist er dann auch noch in der Lage, für kurze Wartezeiten bei diesen Patienten zu sorgen, dann kann man sich gratulieren.

Die Alzheimer-Gesellschaften und Tagespflegeeinrichtungen, aber auch die Selbsthilfegruppen sind bei der Arztsuche oft sehr hilfreich. Richtschnur ist man letzten Endes jedoch selbst. Es zählt allein, ob man sich gut aufgehoben fühlt.

Wenn der Kranke lange extrem unruhig ist und oft gereizt, also kurz: sehr anstrengend ist, dann hört man den Rat, den Kranken medikamentös neu »einstellen« zu lassen. Dazu wird er in eine Klinik eingewiesen. Der Aufenthalt dauert zumeist zwei bis drei Wochen. Eine neue Chance auf positive Veränderung – in der Hoffnung auf Hilfe haben auch wir zugegriffen.

In der »Einstellungs«-Klinik gab es Zimmer für die Patienten und einen Speiseraum mit langen Esstischen. An diesen Tischen saßen eigentlich immer einige der Patienten. Zentral und unübersehbar war ein TV-Apparat platziert, der in meiner Anwesenheit ununterbrochen lief, dazu recht laut. Genau gegenüber des Tisches befand sich, deutlich in Weiß abgesetzt, die Schaltzentrale. Schwestern hielten sich dort auf, meistens zwei Diensthabende – oft bei geschlossener Tür. Wenn sie ihre Zentrale verließen, eilten sie meist mit einer Akte unterm Arm oder Papieren in der Hand den Gang entlang. Sie verschwanden hinter irgendeiner unscheinbaren Tür, die sie auch gleich wieder sorgfältig hinter sich schlossen. Das geschah meistens dann, wenn man sie gerne noch etwas gefragt hätte.

Wenn ich als gesunder Mensch schon den Eindruck hatte, meine Anliegen seien nicht so wichtig, wie sollen sich dann Demenzkranke fühlen? Die Schwestern bewegten sich auf einer komplett anderen Ebene der Wirklichkeit als die Kranken. Sie sorgten für Essen, Medizin, Berichte über den Zustand und Behandlung der Kranken. Für Weiteres blieb kaum Zeit, und ein näherer Kontakt war wohl auch nicht vorgesehen. Warum aber waren dann die Demenzpatienten überhaupt anwesend? Sie verstanden von dem Hin- und Herlaufen der weißen Kittel rein gar nichts und über die Visiten, Untersuchungen oder Tests beim behandelnden oder diensthabenden Arzt hinaus war Beschäftigung mit ihnen nicht vorgesehen.

Anfangs dachte ich, diese Medikamenten-Einstellung sei auch ein Angebot für uns, bzw. für meine Mutter, sich ein bisschen erholen zu können, während ihr Mann in der Klinik ja gut untergebracht war. Doch das erwies sich als Illusion. Meine Mutter konnte gar nicht abschalten, war immer in Sorge, wie es ihrem Mann wohl ginge, und außerdem war sie von der Pflege so erschöpft, dass ihr nur eine Kur wirklich etwas genutzt hätte.

In dieser Klinik hatten wir die erste Begegnung mit der »Weglaufgefahr«, die bei meinem Vater bestehe. Als Angehöriger reagiert man darauf unwillkürlich schuldbewusst. Murmelt etwas von: »Ach ja, tatsächlich, nun …« und schaut brav an der ausgestreckten Hand des Arztes den Flur hinunter und sieht auch, dass diese Türen keinerlei Hindernis für einen entschlossenen Immer-weiter-geradeaus-Wanderer darstellen.

Was aber sollte diese Beschwerde einem Angehörigen eigentlich sagen? Dass der Kranke untauglich ist für den Betrieb? Dass er von uns nicht richtig vorbereitet wurde?
Und was, bitte, kann man als Angehöriger denn da tun? Die Tür schwarz streichen, damit der Kranke sie nicht mehr sieht?

Es gibt tatsächlich interessante Versuche, das Problem, dass die Demenzkranken Türen und Barrieren nicht mehr erkennen oder akzeptieren können, durch eine farbige Gestaltung der Räumlichkeiten zu lösen. In einer neu eröffneten Akut-Krankenstation für Demenzkranke ziert ein durchgehend rötlicher

Querbalken die Wände und Ausgangs- wie Aufzugstüren ohne Unterbrechung. Das macht es den Kranken schwer, diese Türen zu erkennen. Ihren Besuchern allerdings auch.

Kehren wir wieder zurück zu unserer »Einstellungsklinik«: Eine Besucherin hatte sich an besagtem langen Esstisch zu einer Patientin gesetzt und begann, dieser etwas vorzulesen. Mit recht lauter Stimme, sie musste sich ja gegen den Lärm des Fernsehapparates durchsetzen. Sie kam kaum einen Absatz weit, da stürmte aus der gerade mal offen stehenden Tür der Schaltzentrale gegenüber eine Schwester heran: »Das geht aber nicht so laut hier, bitte!«, bellte sie in Richtung Vorleserin, drehte sich um und verschwand wieder.

Es ist schon wahr: Ein Alzheimer-Patient vom Schlag meines Vaters stört einen solchen Betrieb sehr. Er kann sich nichts merken, nicht einmal, wo sein Zimmer ist oder sein Bett steht. Er versteht keine Erklärung, und er läuft den ganzen Tag herum, nimmt Dinge in die Hand, die ihn nichts angehen, und trägt sie woanders hin.

Selbst nachts lief er oft noch weiter und sah, wenn meine Mutter oder ich zu Besuch kamen, sehr müde aus. Schlafen konnte er, wenn wir ihm aufs Bett halfen, uns dazusetzten und seine Hand hielten. Selbst dann noch schreckte er alle paar Minuten hoch, und seine Pupillen bewegten sich unter den geschlossenen Lidern hin und her. Die Bilderflut, die vor seinen Augen vorbeizog, ließ ihm dort noch nicht einmal im Schlaf seine Ruhe.

Am Ende war das Ergebnis der Einstellung positiv: Mein Vater verhielt sich eindeutig ruhiger. Nur verstehen konnten wir ihn kaum noch, seine Stimme war sehr leise geworden. Kein Wunder bei der Höhe der neuen Medikamentendosis. Und dann kamen die Nebenwirkungen: Mein Vater wurde so steif, dass meine Mutter ihn weder alleine anziehen, noch waschen und ins Bett bringen konnte. Andauernd fiel er hin und lag dann hilflos auf dem Boden. Meine Mutter musste dann jedes Mal den Nachbarn holen, um ihn wieder auf die Füße zu stellen. Waren aber alle Nachbarn gerade unterwegs, konnte sie ihn nur liegen lassen. Sie schob ihm ein Kissen unter den Kopf und setzte sich zu ihm. Er jammerte: »Hilf mir doch!« Worauf sie Hocker und Schränkchen heranschleppte, in der Hoffnung, er könnte sich selbst daran hochziehen. Manchmal hielt er sich wenigstens mit einer Hand fest, dann schob sie mit all ihrer Kraft so lange an ihm herum, bis er endlich aufrecht saß. Und das, obwohl doch der Arzt gesagt hatte, dass sie jede körperliche Anstrengung vermeiden musste, so mitgenommen, wie sie mittlerweile schon war.

Hinzu kamen Verstopfungen, unter denen mein Vater so stark litt, dass sein Darm nur noch mit einer großen Menge von Abführmitteln zu aktivieren war. Wenn das gelang, war es sehr schmerzhaft, so dass er immer von der Toilette fliehen wollte und natürlich seine Umgebung beschimpfte, warum sie ihm so etwas antat.

Was war also das Ende vom Lied? Meine Mutter begann, all diese Medikamente langsam wieder abzusetzen und lieber wieder wie zuvor mit der motorischen Unruhe und den Gereiztheiten ihres Mannes zu leben.

Es gibt sicher Fälle, in denen eine solche Einstellung gut tut, wenn neue Medikamente eine bessere Wirkung zeigen. Aber bei uns stellte sich dieser Klinikaufenthalt als eines der Dinge heraus, die erst die Hoffnung auf Besserung weckten und sich dann als untauglich erwiesen.

Meine persönlichen Tipps für Sie:

- **Nehmen Sie Halluzinationen ernst, und reagieren Sie darauf!**
- **Sprechen Sie mit dem Arzt über Halluzinationen und Medikamente dagegen.**
- **Achten Sie auf Ihre eigene Stimmung, gerade die schlechte überträgt sich auf den Kranken.**
- **Jedes Ja hilft Ihrem Kranken, jedes Nein verstört ihn.**
- **Holen Sie sich Hilfe, auch, wenn diese Geld kostet. Sie brauchen Ihr eigenes Leben.**
- **Begegnen Sie anstrengenden Situationen mit Humor, je mehr Sie mit Ihrem Kranken lachen, desto besser geht es ihnen beiden.**
- **Bleiben Sie immer wieder bei dem Kranken und beruhigen ihn dort, wo er gerade ist.**
- **Beobachten Sie, wie sich Ihr Kranker durch seine Biographie bewegt. Das ist interessant und hilft bei der Kommunikation.**
- **Informieren Sie sich über Entlastungsangebote Ihrer Stadt und nehmen Sie sie an.**
- **Bleiben Sie hartnäckig bei Ihrer Arztsuche und geben nicht auf, bevor Sie jemanden Ihres absoluten Vertrauens gefunden haben.**
- **Die Kranken laufen nicht »weg« – reagieren Sie selbstbewusst und fragen Sie zurück, wie mit diesem Symptom umgegangen werden kann.**

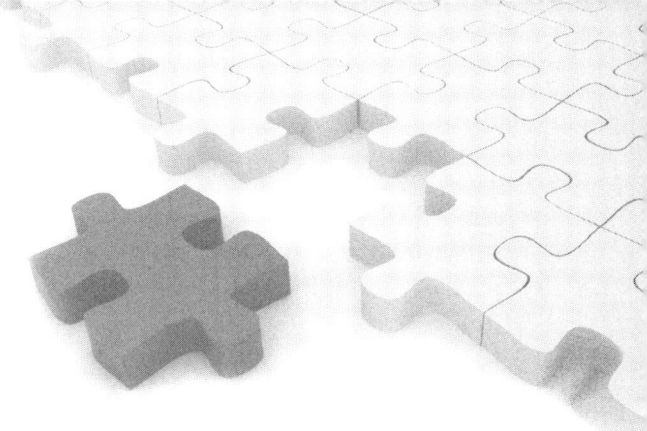

6. Kapitel

Erfahrungen mit Heimen

Irgendwann sieht jeder pflegende Angehörige ein, dass er dringend Erholung und am besten eine Kur braucht, selbst meine Mutter. Es musste also ein Heim ausgesucht werden, in das mein Vater drei Wochen lang zur Kurzzeitpflege einziehen konnte. Dafür schießt die Pflegeversicherung pro Jahr einen Betrag zu, der oft genug etwa die Hälfte der tatsächlichen Kosten ausmacht. Den Rest zahlt der Angehörige selbst.

Die Heime sind leider ein ganz großer Schock – was heißt da einer – immer wieder aufs Neue einer. Nicht, dass den Patienten dort furchtbare Dinge angetan würden. Das Personal ist gutwillig – zumindest gehe ich erst einmal davon aus. Es ist der Alltag dort, es sind die Rahmenbedingungen, mit denen etwas nicht stimmt.

Schon wieder die »Weglauftendenz«

Das erste Mal kam mein Vater in ein Heim in einem Nachbarort. Dort ging es ihm drei Wochen lang ganz gut. Wie schon in der Klinik versäumte das Personal es nie, darauf hinzuweisen, dass mein Vater leider andauernd herumliefe und auch versuchen würde »wegzulaufen«. Wieder vorwurfsvoll – es sollte dauern, bis ich mich in der Lage sah, darauf zu antworten, dass das schließlich kein Wunder sei bei einem Alzheimer-Patienten. Diese »Weglauftendenz« haben nicht alle Patienten – aber viele.
Wenn also ein Heim der Krankheit zuzurechnende Symptome – wie beispielsweise »Weglaufen« und notorische Unruhe – als Problem sieht, dann werde ich mittlerweile misstrauisch und frage mich, wie gut das Personal ausgebildet wurde.

Die Vorsitzende einer der Alzheimer-Gesellschaften in Deutschlands Norden, mit der ich sprach, hält den Begriff »Weglauftendenz« für groben Unfug: »Quatsch! Wovor sollen die weglaufen? Die sind doch ganz woanders!«

Für mich sind diese »Läufer« unter den Alzheimer-Patienten, genau wie mein Vater, auf der Suche nach ihrem verlorenen Verständnis der Welt. Und in Kliniken und Heimen oft schlicht auf der Suche nach Zuwendung und Beschäftigung.

Barbara Koch sieht das eher praktisch. Ihr Mann suche einfach etwas Vertrautes, etwas, woran er sich erinnert, das er wiedererkennt. Sie begleitet ihn oft, öffnet alle Schranktüren und erklärt ihm, was darin ist: »Schau, hier haben wir unsere Kaffeetassen und hier die Teller ….«

Auch für Claudia Lorenz ist ganz klar, was ihr Mann sucht, wenn Ruhelosigkeit über ihn kommt: seine alten Kumpels und die Arbeit, das Publikum, den Eingang zur Bühne, die Maske. Sie schließt manchmal die Tür ab – aber eher selten, denn natürlich hat man mit der Macht, die man über einen verwirrten Menschen ausüben kann, vorsichtig zu sein. Aber man muss ihn ja auch behüten, dafür sorgen, dass er nicht zu Schaden kommt – das ist halt oft eine Gratwanderung. »Was soll ich machen, ich kann nicht kochen und gleichzeitig hinter ihm herlaufen!« Doch wenn er dann an der Tür rüttelt, dann lässt sie alles stehen und liegen und geht zu ihm. Sie versucht, ihn zu beruhigen und wenn das nicht klappt, dann weint sie mit ihm zusammen vor der abgeschlossenen Tür.

Schließlich, im weiteren Verlauf der Krankheit, hörten wir die Empfehlung, den Kranken besser in die »behütende« Abteilung des Hauses zu geben.

Dafür bedürfe es, sagte uns das Heim, auf Seiten der Angehörigen einer Genehmigung durch einen Richter. Selbst dann, wenn eine Patientenverfügung vorliegt, in der der Patient auch zugestimmt hat, dass der Partner bei Bedarf über »freiheitsentziehende Maßnahmen« bestimmen darf. Ein zuständiger Amtsrichter schaute persönlich bei meinen Eltern zu Hause vorbei, um sich zu überzeugen, dass meinem Vater nichts Böses angetan werden sollte!

Gut – sollte er –, vielleicht hat ja dieser ganze Aufwand wenigstens zur Folge, dass Fälle von beabsichtigtem Missbrauch unterbunden werden! Man bekommt für diesen Besuch des Amtsrichters übrigens eine Rechnung.

Der Amtsrichter hätte sich die »behütende« Abteilung des Heimes lieber einmal anschauen sollen, dann wäre uns eine böse Erfahrung erspart geblieben.

Zuerst meldeten sich, wenn ich anrief, freundliche Pfleger und Pflegerinnen. Das änderte sich jedoch bald genauso schnell wie die Stimme meines Vaters. Der nuschelte so stark, dass ich ihn kaum noch verstand. Der Pfleger, von dem ich wissen wollte, woran das läge, blaffte mich an. Ich könne ja mal vorbeikommen und selbst nachsehen. Nicht, dass wir ihm nicht aufgeschrieben hätten, dass ich, die Tochter, selbst noch krank, zu der Zeit nicht Autofahren durfte und nur telefonischen Kontakt halten konnte. Bei der Einweisung musste meine Mutter – wie das üblich ist – eine Menge Papiere zur

Biografie des Kranken und seiner Familiensituation ausfüllen. Es stand alles dort, was man wissen musste, aber offenbar lasen die Pfleger das genauso wenig wie den Namen unseres Hausarztes. Sie holten einen fremden Arzt, der meinem Vater ohne Rücksprache neue Medikamente verschrieb. Darunter eines gegen Parkinson – eine Krankheit, die bis dahin bei meinem Vater noch niemand diagnostiziert hatte – und Medikamente, die – darum ging es wohl in der Hauptsache – den Patienten ruhigstellten.

Als meine Mutter meinen Vater abholen wollte, fand sie ihn allein im Zimmer vor, wo er nur mit der Unterhose bekleidet auf einem Hocker saß. Er war nass vom eigenen Urin und kaum mehr in der Lage, alleine zu laufen. Da er auch zu Hause noch ständig hinfiel und wie betrunken lallte, rief meine Mutter schließlich einen Notarzt. Dieser lieferte meinen Vater in ein Krankenhaus ein ...

On tour: »Etwas Besseres finden wir überall«?

Daraufhin besichtigten meine Mutter und ich alle Heime in erreichbarer Nähe. Das war informativ und sehr ernüchternd.

In einem dieser Einrichtungen hing der Geruch nach Urin bereits in der Eingangshalle in der Luft. Die Pflegedienstleiterin führte uns in die Demenzabteilung, und je näher wir kamen, desto mehr wandelte sich der Geruch zu penetrantem Gestank.
In dieser Abteilung angekommen, schauten wir, nachdem wir einen langen Flur durchquert hatten, in einen Speiseraum. Fünf oder sechs Kranke saßen hier in verrenkten Körperhaltungen um die Tische, die meisten in Rollstühlen. Zwei wei-

tere Insassen aber tauchten hinter uns auf. Sie liefen den langen Flur hoch und wieder runter, stetig an uns vorbei. Pflegepersonal war weit und breit nicht zu sehen. Die Pflegedienstleiterin erstaunte das offenbar nicht, sie verlor kein einziges Wort darüber, erklärte uns nicht, warum die Patienten vollkommen sich selbst überlassen waren. Nein, sie pries uns weiter ihre Abteilung an, während wir in diesem Flur standen, und zählte dabei auf, was dort alles getan würde. Doch zu diesem »Tun« war leider niemand da, und was uns die Sprache verschlug, erschien ihr offenbar völlig normal.

Einer der wandernden Flur-Patienten konnte seinen Oberkörper nicht mehr aufrechthalten, so dass er wie von einem bösen Hexenschuss geplagt halbhoch an uns vorbeiwankte. Nach drei oder vier Mal blieb er genau hinter der Pflegedienstleiterin stehen. Dort war eine dunkle Holztür, vor der er anfing, seinen Körper so lange zu verrenken – eigentlich sah es aus, als würde er ihn zusammenfalten –, bis er genau auf die Türschwelle passte. Unsere Pflegedienstleiterin zuckte auch jetzt nicht, sondern übersah ihn, die anderen Kranken und unsere entsetzten Blicke. Sie benahm sich weiterhin, als stünden wir dort ganz alleine. Sie kannte das offenbar alles schon, und es erstaunte sie dort nichts, und nichts rührte sie an.

Einblicke in eine grausame Welt

Nicht nur dieses Heim bot einen Einblick in eine grausame Welt: In einem anderen suchten mein damals 12-jähriger Sohn und ich die Demenzstation. Wir kamen durch einen Flur, in dem alle Türen zu den Zimmern der Bewohner offen standen. Neugierig schauten wir hinein, sahen alte Menschen in unterschiedlichen Zimmereinrichtungen, auf Sofas oder in Sesseln sitzen und auf laufende Fernsehapparate starren.

Außer einem Bewohner, der hob, gerade als wir vorbeikamen, im Zeitlupentempo einen Papierkorb an den Mund und ließ ganz langsam seine Spucke hineinlaufen. »Aha«, sagte mein Sohn, »wir haben es. Das ist hier die Demenzabteilung.« Nein, das war sie ganz und gar nicht, das hier war eine Abteilung mit gesunden Menschen.

Julia erzählte: »Man stumpft mit der Zeit ab. Im Heim meines Vaters gibt es z. B. eine Frau, die streckte mir, als ich sie anschaute, die Hände entgegen. Freundlich lächelnd ergriff ich ihre Hände. In diesem Moment verzog sie plötzlich das Gesicht, es wurde länger und dünner und streckte sich in die Höhe, bis es schließlich so hohlwangig und entsetzlich aussah wie das Gemälde von Munch ›Der Schrei‹. Ja und dann kreischte sie ganz laut und schrill: ›Es ist furchtbar, es ist ganz furchtbar hier!‹ Vor lauter Schreck ließ ich ihre Hände los und siehe da, sie verstummte sofort wieder.
Seither passe ich immer auf, dass ich ihr nicht mehr zu nahe komme. Trotzdem lässt mir ihr ›Schrei‹ bis heute keine Ruhe. Immer, wenn ich mich jetzt an ihr vorbeidrücke, denke ich, dass ich sie behandle wie alle, nämlich kaltherzig. Und dadurch wird sie noch einsamer und hat wirklich jeden Grund, sich jemanden zu schnappen und ihm ins Gesicht zu schreien, dass ihr Dasein ganz furchtbar geworden ist.«

Auf einer Veranstaltung für Angehörige erzählte eine Frau, dass ihre kranke Mutter im Heim sie bei jedem Besuch wieder frage: »Wer kümmert sich denn um mich? Woher kriege ich Abendessen? Wer hilft mir, ins Bett zu gehen?« Das beschäftigte sie logischerweise, und sie war unsicher, was sie denn tun sollte. Das ist auch nicht einfach. Einmal muss man klar festhalten, dass die Mutter ihr diese Fragen vermutlich auch dann jede zweite Minute stellen würde, wenn sie sie persönlich zu Hause pflegen würde. Als Zweites sollte sie dem Heim Fragen stellen: Kennen die Pflegerinnen die Fragen der Mutter? Was antworten sie? Gelingt es ihnen, die Mutter zu beruhigen? Kann sich eine der Pflegekräfte die Zeit nehmen, ihr immer wieder zu versichern, dass sie Abendessen bekommt und dass man sie ins Bett bringen wird? Und vor allem: dass niemand vor hat, sie alleine zu lassen? Wenn die Pflegekräfte das überzeugend bejahen können, dann wäre alles in Ordnung. Sie sollte sich dennoch überlegen, ob sie ihre Mutter in dieser Phase öfter besuchen kann, vor allem vielleicht abends, und das mit dem Pflegepersonal absprechen. Falls das nicht geht, könnte auch ein ehrenamtlicher Betreuer engagiert werden, der das für eine Weile übernimmt.

Sollte sie bei diesen Nachfragen jedoch gleich einen negativen Eindruck haben und feststellen, dass das Personal nicht genügend Zeit hat, die Mutter zu beruhigen – heißt das, dass dort keine alzheimergerechte Betreuung gewährleistet ist.

Ist das so, muss sie sich selbst ein paar unangenehme Fragen stellen. Als Erstes sicher die, ob sie das Wissen aushalten will, dass ihre Mutter in einem Heim lebt, in dem sie nicht vernünftig betreut wird. Danach, ob sie sich ein besseres Heim leisten kann – wenn es das gibt, in der Nähe.

Vielleicht kann sie auch jemanden in der Familie finden, der Zeit hätte und bereit wäre, öfter hinzugehen, um der Mutter durch diese Phase hindurchzuhelfen.

Am Ende könnte sie auch zu dem Ergebnis kommen, dass die Mutter vielleicht ganz anders untergebracht werden muss.

Eine sehr engagierte Heimleiterin haben wir getroffen, die alles mitbrachte, was wir brauchten und suchten: Warmherzigkeit, Kompetenz und Realitätssinn. Doch dieses Heim war leider zu weit weg. Ich hätte meinen Vater dort nicht regelmäßig besuchen können und darauf wollte ich nach den bisherigen Erfahrungen keinesfalls verzichten.

Es nützte alles nichts. Wir brauchten ein Heim! Also schraubten wir unsere Ansprüche herunter und nahmen eines, das ganz in Ordnung zu sein schien.

Häufige Besuche, dachte ich, helfen bestimmt. Und so war es. Ich kam zum Mittagessen, und mein Vater hatte sogar ein Lätzchen um. Noch dazu ein langes, das bis auf den Tisch reichte. Dort allerdings war einiges schiefgegangen. Das Stofftuch lag in einer größeren Soßenlache, in die mein Vater eine Scheibe Braten gelegt hatte. Ein halbvoller Teller mit Suppe stand ebenfalls in der Soße. Darin musste er irgendwie noch das Kakaopulver vom Frühstück verrührt haben, denn sie sah seltsam lila aus. Der gesunden Ernährung halber war sogar Gemüse dabei, irgendein krautartiges, es ragte aus der Soßenschmiere. Mein Vater rührte bei dem Versuch, Ordnung in sein Essen zu bekommen, mit den Händen in der Schmiere herum, wobei ihm ständig etwas an den Fingern kleben blieb. Das versuchte er sich in der lila Suppe abzuwaschen, was ihm nicht gelang.

Ich sah mich um: Zwölf Gestalten waren um den Tisch versammelt und widmeten sich dem Essen. Mein Vater trieb es scheinbar am schlimmsten. Zwei Schwestern waren anwesend, aber mit dem Füttern von zwei anderen Heimbewohnern beschäftigt. Den Rest versuchten sie per Stimme und Blickkontakt im Zaum zu halten. Mich übersahen sie zuerst einmal, ich vermutete, sie wollten meiner Empörung keine Angriffsfläche bieten.

Erst, als sie sahen, dass ich ohne Vorwurf eingriff, meinen Vater säuberte und ihn mit dem heil gebliebenen Nachtisch fütterte, bedankten sie sich mit einem freundlichen Lächeln.

Vom Nachbartisch erklang unterdessen eine eindringliche Stimme: »Ja, des kannste esse. Naa, net so, hier mit dem Löffel. Was willste dann mit der Gawel! Nemm doch den Löffel!!«, immer wieder und immer wieder von vorne. Zu dem Sprecher hinzusehen, scheute ich mich. Ich hatte Bedenken, dass mein fremder neugieriger Blick ihm deutlich machen könnte, wie alleingelassen er und seine Mitpatienten hier waren, und dass schlicht nicht genügend »Personal« für sie da war. Außerdem war ich nicht sicher, ob ich noch einen weiteren Anblick von Essens-Chaos überstanden hätte, ohne auszurasten.

In solchen Momenten passiert es, dass sich die Stimme meines Vaters aus gesunden Zeiten in mein Ohr schleicht: »Hauptsache, man bleibt im Alter klar im Kopf.« Und dann wächst auch in mir Furcht, ich könnte so enden ...

Als ich meiner Bekannten von der Alzheimer-Gesellschaft diese Szene schilderte, wurde es spannend. Sie sah in der Essensituation meines Vaters ganz andere Dinge als ich. Dass er die Scheibe Braten in die Soße gelegt hatte, das hätte doch noch Logik, also auch Kompetenz, erläutert sie. »Da weiß er noch, dass das mal zusammengehörte.«
Natürlich findet sie auch, dass beim Mittagessen mehr Pflegekräfte zur Unterstützung der Demenzkranken anwesend sein sollten. Doch wären es mehr und eine säße am Tisch meines

Vaters, so würde sie ihm nicht gleich die Bratenscheibe aus der Hand reißen, wenn er sie vom Teller auf den Tisch legt, argumentiert sie weiter. Erst einmal beobachten, was er vorhat, und dann reagieren. Für sein Wohlbefinden und dafür, dass er sich angenommen und bestätigt fühlt, ist es vielleicht wichtiger, seine Absicht zu begreifen und ihn dann eine zusammenhängende Handlung ausführen zu lassen, statt eine gewisse Ordnung beim Essen herzustellen.

Natürlich wäre es wünschenswert, es ginge beim Essen auch um Nahrungsaufnahme. Es kann ja sein, dass mein Vater mit seiner Aktion, das Essen auf dem Tisch neu zu ordnen, auf dem Weg dahin war, zu essen. Wenn ich dann schnell eine Ordnung herstelle, unterbricht ihn das rigoros und er verliert seine noch vorhandene »Kompetenz« in diesem Punkt – nicht, weil die Krankheit voranschreitet, sondern weil er immer wieder gestört statt unterstützt wird.

So einleuchtend diese Überlegungen sind – so gut, so intensiv mit den Patienten umgehen zu können, sind die Arbeitsbedingungen für das Pflegepersonal leider nicht. Zumindest nicht in dem Heim, in dem wir gelandet waren.

Schrecklich erscheinen mir Heimsituationen oft, ohne dass jemand etwas bewusst falsch macht. Zum Beispiel damals, als ich meinen Vater den Geschirrwagen den Flur auf- und abrollen sah. Er war den Schwestern so lange gefolgt, bis sie ihm schließlich etwas zu tun gegeben hatten. Diesen Wagen durfte er hin- und herfahren. Das tat er mit einer solchen Inbrunst, dass er mich, die ich als Publikum am Rande seines Parcours stand, völlig übersah. Er schob und redete dabei ohne Unterbrechung vor sich hin. Plötzlich hielt er am anderen Ende des Ganges an und zog sich Hosen, Hemd, Socken und Unterwäsche aus und legte sie in den Flur. Eine Weile schob er den

Wagen nackt weiter, dann kehrte er um und zog alles wieder an. Er war so weit weg in dieser Situation, dass ich gar nicht sagen kann, ob er litt – aber ich, ich habe gelitten.

»Ganz klar«, sagte meine Bekannte, »du als Tochter erlebst den Auftritt deines Vaters da im Flur als furchtbar.« Sie selbst aber betrachtete wieder ganz ruhig den Demenzkranken: Und der bewies erneut seine Kompetenzen – er konnte sich alleine ganz aus- und wieder anziehen. Und er ist nicht orientierungslos die Gänge hinauf- und hinuntergelaufen, sondern hat sich einer Aufgabe gewidmet. Das heißt im Klartext: Für ihn war vermutlich alles in bester Ordnung.
Für die Angehörigen ist es sehr schwer, das ebenso sachlich zu beurteilen. Da bin ich gar keine Ausnahme, auch ich habe in diesen Situationen ja meinen Vater immer noch als den gesunden, souveränen Menschen im Blick, der er einmal war. Für diesen Menschen wäre es entsetzlich, sich selbst in einem solchen Zustand im Pflegeheimflur sehen zu müssen. Der Mann im Flur aber war mein alzheimerkranker Vater, und dem ging es nicht schlecht.

Leider, so erzählte mir meine Bekannte, komme es an solchen Punkten, selbst in Einrichtungen mit besserer Betreuung, oft zu Konfrontationen zwischen Angehörigen und dem Pflegepersonal. Die Angehörigen ziehen sich dann oft verschnupft zurück. Auch hier fehlt es meistens an Zeit und Ruhe, über diese Situationen miteinander zu sprechen.

Wie aber hält man das Leid aus?

Einmal öffnete ich die Tür zur Demenzstation, da stand, das Profil mir zugewandt, wenige Schritte vor mir eine Frau. Sie reagierte nicht auf das nahe Türöffnen, sondern starrte die Wand an und weinte laut vor sich hin. Das hat mich direkt wieder hinausgetrieben.

Beim zweiten Anlauf fand ich meinen Vater erneut im Speiseraum. Er saß auf einem Stuhl und hatte die Stirn auf den Esstisch gelegt, um offenbar ganz aufmerksam den Fußboden zu studieren. Er reagierte nicht auf meine Begrüßung, also setzte ich mich neben ihn und schaute auch unter den Tisch, mal sehen, was dort so interessant war. Etwas Besonderes konnte ich nicht entdecken, dafür aber feststellen, dass ihm dauernd die Augen zufielen vor Müdigkeit. Einer seiner Mitbewohner auf dieser Demenzstation setzte sich neben uns und guckte auch neugierig unter den Tisch. Das rief mir in Erinnerung, dass wir ja gar nicht alleine im Raum waren, und ich schaute wieder hoch. Genau gegenüber saßen vier weitere Stationsbewohner in einer Reihe völlig unbeweglich und starrten zu uns herüber. ›Publikum‹, dachte ich, ›die warten auf die Vorführung.‹ Also gab ich mir Mühe, doch egal was ich tat: erst nicken, dann winken, den Kopf nach links schräg legen, nach rechts, ein bisschen auf dem Stuhl hoppeln – nichts brachte eine Reaktion in ihre Gesichter. Mir wurde es zu unheimlich, ich ergriff die Flucht und ging die Schwestern suchen, um zu fragen, ob die Patienten auf irgendetwas warteten.
Später begleitete ich meinen Vater ein Stockwerk höher in sein Zimmer. Auf dem Weg dorthin fiel mir auf, dass er sehr unangenehm roch. Also Windelwechseln. Ich schob ihn kurz entschlossen in sein Badezimmer. Jetzt nur keine Panik – mühsam drückte ich ihn auf die Toilette. Er versuchte gleich wieder aufzustehen. »Bitte bleib sitzen!« Umsonst, immer wieder kam er hoch. So ging das nicht, ich brauchte jemanden, der mir helfen konnte. Mit beschwörender Stimme wiederholte

ich mein Mantra: Schön sitzen bleiben! und raste hinaus in den Flur. Auf meine Rufe erschienen zwei Schwestern. Sie verwiesen mich empört an einen Pfleger, der hier irgendwo sei. Sie verstanden nicht, dass mein Vater nicht alleine im Bad bleiben konnte, und als der Pfleger endlich kam, behandelte er mich wie eine Verrückte. Ich war nur eine Störung. Niemanden interessierte, dass ich laut gerufen hatte, weil ich Hilfe brauchte.

»Da beißen Sie einfach zu!«

Ein anderes Mal hatte mein Vater einer Pflegerin Schläge angedroht. Anlass war ihr Versuch, ihm das Gebiss aus dem Mund zu nehmen, um es zu reinigen. Die Pflegerin kümmerte sich daraufhin einfach nicht mehr um die Gebissreinigung. Entzündungen, die durch die Unsauberkeit entstehen könnten, müsste ja nicht sie, sondern ein Arzt behandeln.

Ginge es um das Wohl des Kranken, würde sie sich sicher etwas mehr Zeit nehmen und vielleicht sogar versuchen, sich in die Situation eines Demenzkranken hineinzuversetzen. Das ist etwas, das immer hilft, und gerade an diesem Beispiel kann man das wunderbar sehen:

Stellen Sie sich vor, Sie sind der Kranke.
Sie wissen nicht, wo Sie sich aufhalten.
Sie wissen nicht, warum Sie da sind, wo Sie sind.
Sie wissen nicht, was Sie da sollen.
Sie wissen nicht, wie Sie da hingekommen sind.
Sie wissen nicht, wer die anderen Menschen dort sind.
Sie wissen nicht, was diese von Ihnen wollen.

Sie wissen nicht, wieso plötzlich aus dem Nichts eine Frau vor Ihnen steht.
Sie verstehen nicht, warum diese auf Sie einredet.
Sie verstehen nicht, was Mund heißt.
Sie verstehen nicht, was den Mund öffnen heißt.
Sie verstehen nicht, warum diese fremde Frau ganz nahe kommt.
Sie verstehen nicht, warum diese fremde Frau immer mehr und lauter redet.
Sie verstehen weiterhin nicht, wer sie ist und was sie von Ihnen will – da hebt diese Unbekannte die Hand, ergreift Ihr Gesicht, hält es fest und mit ihrer anderen Hand fasst sie Ihnen in den Mund.

Ich könnte wetten: Sie sehen sich selbst zubeißen. Ich sehe mich das tun! Und ich sehe meinen Vater vor mir und bin mir sicher, er wehrt entweder die Hand mit einem Schlag ab oder beißt zu.

Diese und viele solcher Situationen sind das Ergebnis unseres Pflegenotstandes, von zu wenigen Pflegerinnen und Pflegern, die sich um zu viele Patienten kümmern müssen und die vermutlich noch dazu zu wenig Erfahrung im speziellen Umgang mit Demenzkranken haben. Wenn Zeit wäre, könnte die Pflegerin mit dem Patienten spielen, vielleicht einfach mal selbst den Mund aufreißen. Ihn damit zum Lachen bringen und dazu, ihr das nachzumachen. So etwas stellt Nähe her, das notwendige Vertrauen und vor allem: dem Mann wäre die Angst genommen.

Julia setzte sich auch einmal in den Speiseraum zu ihrem Vater, erfreut, dass eine der Pflegerinnen, mit der sie sich gut verstand, Dienst hatte. Während sie plauderten, griff die Pflegerin nach einem Krug mit Saft und schenkte dem Vater und einigen Damen, die mit um den Tisch saßen, ein. Neben einer der Damen, sie war ganz besonders dünn, blieb die Pflegerin stehen und holte eine große Einwegspritze aus der Kitteltasche. »Stell dir vor, sie streifte die Plastikverpackung ab und tunkte diese Spritze in den Saft, steckte der Frau – immer weiter mit mir redend – die Spritze in den Mund und drückte den Saft hinein. Die Frau warf die Arme hoch und gab ein gurgelndes Geräusch von sich, worauf die Pflegerin sich ihr kurz zuwandte und sagte: ›Ja, ja, Frau Meier, Sie müssen etwas trinken.‹

Vielleicht hatte ich ja die Ankündigung überhört, vielleicht hatte sie sich, als ich kurz zu meinem Vater hinsah, doch niedergebeugt, der Frau in die Augen geschaut und ihr ruhig und deutlich erklärt, was sie jetzt vorhatte. Aber selbst dann wäre nicht zu verstehen, warum sie einfach über den Kopf der Frau hinweg weiter mit mir sprach und ihr gleichzeitig die nächste Dosis des Saftes – wie es aussah – direkt in die Kehle spritzte. Die Kranke zuckte jedes Mal zusammen und riss die Arme hoch: Es sah aus, als würde jemand immer wieder versuchen, die Frau zu ertränken! Und dazu erzählt mir diese Pflegerin, die Frau hätte eine Magensonde und wollte gar nicht trinken. Aber sie müsste ihr doch was geben, es stehe ja schließlich dauernd in der Zeitung, sie ließen die Patienten verdursten. Ich konnte überhaupt nichts mehr sagen, hab mir meinen Vater geschnappt und bin mit ihm eine Runde im Park spazieren gegangen!«

Die Kraft des Personals geht dafür drauf, allein die ›Basics‹ zu schaffen: also waschen, dreimal bzw. viermal am Tag füttern, Medikamente verabreichen, säubern und Berichte schreiben und alle wieder ins Bett bringen. Woher soll da auch die Zeit kommen, sich mit den Kranken zu beschäftigen?

Mit Geld geht es doch

Es war eines der wenigen Heime, die wir betraten, ohne dass spätestens auf der Demenzstation der penetrante Geruch nach Urin oder Fäkalien in der Luft hing.

Und es ging auch wirklich so weiter. Die Demenzkranken wurden nicht alle vom Fernseher berieselt und saßen auch nicht um einen großen Esstisch herum. Das Gefühl, sich durch ein Luxushotel zu bewegen, das uns seit der Eingangshalle begleitet hatte, hielt sich selbst hier. Es gab schöne Möbel, warme Farben, es war hell und freundlich und es strahlte Gelassenheit und Ruhe aus.

Man kam in einen einzigen großen Raum, der in unterschiedliche Themenbereiche aufgeteilt war. Einmal passierte man eine bequeme Sitzecke mit Zeitungen und Büchern, gefolgt von einer mit einer Wiege und einer Wickelkommode. Auf einem runden Tisch stand ein Handarbeitskorb, es gab eine Werkbank, einen Tisch mit Familienfotos und auch eine Fernseh-Ecke. Der Fernseher befand sich in einem schönen alten Schrank, dessen Türen auch geschlossen werden konnten. Und vor allem: Er war nicht eingeschaltet. Das betone ich nicht, weil ich den alten Leuten ihre Unterhaltung nicht gönne – sondern deswegen, weil viele Demenzkranke Fernsehen nicht mehr verstehen und es sie auch nicht mehr interessiert. (In bestimmten Phasen kann es auch große Angst auslösen!) Insofern drückt es einfach Desinteresse bzw. Überforderung des Personals aus, wenn die Heimbewohner alle davor geparkt werden.

Das Geheimnis des guten Geruches war einfach: Es gehört zu den Grundlagen des Konzeptes, immer einen angenehmen Duft durch die Räume ziehen zu lassen, in aller Regelmäßigkeit z. B. den nach Omas frisch gebackenem Apfelkuchen oder nach Vanille.

Wir waren im Paradies – doch das Paradies hatte natürlich auch seinen Preis. Die Unterbringung kostete noch einmal deutlich mehr als in anderen Heimen. Aber meine Mutter machte es irgendwie möglich, meinen Vater zur Kurzzeitpflege dort unterzubringen.

Bei meinem ersten Besuch begrüßte mich ein junger Pfleger und berichtete vom Waschen meines Vaters: »Er will sich nicht ausziehen lassen und hält seine Hose ganz fest.« Ich dachte, oh, jetzt erklärt er mir gleich, wie schwer er es doch mit seinem neuen Patienten hat! Weit gefehlt. Der junge Mann lachte: »Wissen Sie, was ich gemacht habe? Ich habe alle Türen abgeschlossen und zu Ihrem Vater gesagt: ›Schauen Sie, jetzt sind wir hier ganz allein unter Männern, da können Sie sich ruhig ausziehen.‹ Aber er wollte wieder nicht. Da habe ich einen letzten Versuch gestartet: Ich habe mir selbst die Hose ausgezogen. Das hat geklappt, er hat seine Hose losgelassen!« Einen so fröhlichen Einsatz im Umgang mit den Kranken hatten wir nun wirklich noch nirgends erlebt und eine solche Freude, mit der ein Pfleger von seinen Erlebnissen mit seinem Patienten erzählte, auch nicht.

Meine persönlichen Tipps für Sie:

- Wenn Ihnen Unruhe und Herumlaufen Ihres Kranken zum Vorwurf gemacht werden, fragen Sie nach dem Konzept im Umgang mit Alzheimer-Symptomen.
- Wichtig ist, dass Sie erkennen, dass Alzheimer nichts mit schlechtem Benehmen zu tun hat!
- Schauen Sie sich viele Heime so genau wie möglich an.
- Sie brauchen Auszeiten, also schließen Sie Kompromisse.
- Wenn die finanzielle Ausstattung das zulässt, gönnen Sie dem Kranken eine Zeit in einem Luxus»heim«.
- Geben Sie nie die Hoffnung auf ein besseres Heim auf, sondern hören sich immer wieder um, fragen nach – speziell auch nach gerade neu eröffneten Pflegeheimen. Kritik und Wünsche werden dort vielleicht ernster genommen.

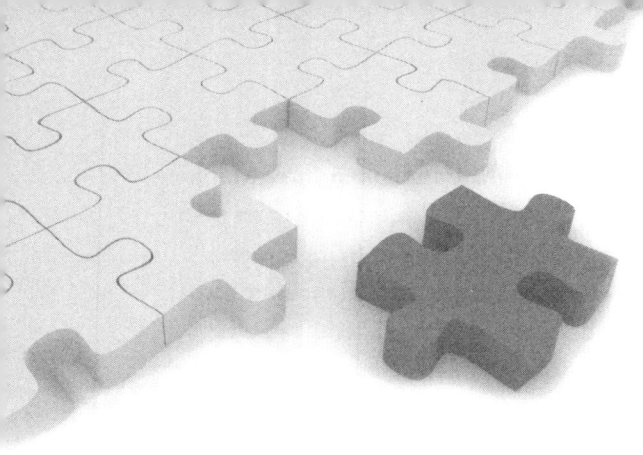

7. Kapitel
Im Fokus: die Angehörigen

Alzheimer, so heißt es oft, ist eine »Angehörigen-Krankheit«, und die wahren Alzheimer-Experten seien die Angehörigen selbst. Das stimmt, doch in dieser Weise erscheinen sie mir immer noch zu selten in der Öffentlichkeit. Dort hört man sie zu oft nur als traurige Stimmen in der Erzählung eines zu Ende gegangenen Leides.

Es gibt – wie im vorletzten Kapitel angesprochen – zunehmend mehr Unterstützungsangebote, das ist großartig. Aber viele Probleme, die mit der Erkrankung eines Familienmitgliedes einhergehen, sind immer noch nicht so bekannt, wie es wünschenswert wäre.

Als mir meine Mutter erzählte, was ihr die Mitarbeiter der Tagespflege zum Umgang mit dem Kranken empfohlen hatten, war ich empört: Ein Non-Stopp-Programm für den ganzen Tag; immer auf den Kranken eingehen und für gute Stimmung sorgen. Heute sehe ich zwei Seiten: auf der einen den Kranken, der das braucht, und auf der anderen den Angehörigen, der dieses Programm unmöglich alleine bewältigen kann und es oft genug dennoch versucht.

Trifft man meine Eltern miteinander an, dann sieht man sofort, dass die Krankheit nicht nur ihn fest im Griff hat: Mein Vater sieht aus wie das blühende Leben, braungebrannt und wohlgenährt, während meine Mutter neben ihm geradezu verfällt und man sie nur noch in das nächste Krankenhaus bringen möchte. Der Kranke wirkt gesund und die Gesunde krank – Alzheimer saugt seine geistigen Kräfte auf, sie aber laugt die Krankheit völlig aus.

Um das zu beenden, müssen die Hilfen, die es schon gibt, sehr gründlich auf ihre Tauglichkeit in der eigenen Situation überprüft werden: Also bitte das 5. Kapitel genau lesen und im Heimatort auf die Suche nach den Angeboten zur Unterstützung pflegender Angehöriger gehen. Außerdem gibt es ja vielleicht noch eine weitere Möglichkeit, seinem Kranken eine menschenwürdige Lebenssituation zu verschaffen: die Wohngemeinschaften, auf die ich im Verlaufe dieses Kapitels eingehen werde.

Ein langsamerer Verfall – »Um Himmels Willen, warum denn?«

Doch zuerst muss ich an dieser Stelle gestehen, dass es mich gruselt, wenn ich in Zeitungen oder im Internet lese, es werde an der Erfindung von Medikamenten geforscht, die den Krankheitsverlauf verlangsamen sollen. Ich hoffe dann in der Regel, dass nur die mangelnde Sachkenntnis der Schreiber diese Formulierung zustande gebracht hat!
Bei uns dauert der Verfall, den die Krankheit einleitet, schon über zehn Jahre, und man hat uns prophezeit, dass bei der Gesundheit meines Vaters von weiteren zehn Jahren auszugehen ist. Es kann doch niemand ernsthaft wollen, dass das noch länger dauert!

Im Moment hat mein Vater glücklicherweise zu einer fast durchgehend freundlichen Haltung seiner Umgebung gegenüber gefunden. Er lacht viel, verteilt Küsschen und nennt seine Frau manchmal »Mäuschen«. »Er weiß mittlerweile nicht mehr, dass er krank ist«, sagt meine Mutter. »Jetzt ist er glücklich.« Ich bezweifle das ein wenig, weil ich immer noch sehen kann, wie er versucht, seine Defizite zu vertuschen.

Dennoch gibt es diese »guten Momente«: Letztens streckte er die Nase zur Tür heraus, sah, dass meine Mutter die Straße kehrte, und fragte: »Na, kehrst du die Straße?« Solche klaren, genau der Realität und den Umständen entsprechenden Sätze lässt er derzeit öfter fallen. Das macht uns immer wieder fassungslos: »Ganz einfach: Jetzt wird er wieder gesund!«, sagt meine Mutter. Gut, denke ich, aber dann soll er sich bitte beeilen – jetzt nicht wieder zehn Jahre lang rückwärts, an den Anfang der Krankheit zurück!

Als ich in einer Broschüre über die Dauer der Krankheit las, je verständnisvoller die Pflege sei, desto langsamer gehe dieser Verfall vonstatten – begriff ich plötzlich das Dilemma meiner Mutter: Sie will ihren Mann nicht »abgeben« und schon gar nicht in ein Heim. Denn wie schnell dort der Verfall gehen kann, hat sie vorgeführt bekommen. Solche Erfahrungen schüren den moralischen Konflikt einer pflegenden Ehefrau, denn den Partner bewusst einem »schnelleren Verfall« preiszugeben, das kann niemand vertreten. Also macht sie, machen viele, bis zur totalen Erschöpfung weiter.

Eine Pflegerin in einem Heim hat nach acht Stunden Feierabend, vielleicht macht sie mal eine Überstunde, aber dann geht sie nach Hause und schaltet ab. Für sie ist das Kümmern um den Alzheimer-Kranken Arbeit und, wie ich sehr hoffe, für die meisten auch eine erfüllende.
Sie können den Kranken und seine Verhaltensweisen in aller Ruhe auf sich zukommen lassen, ihn beobachten und kennen lernen. Die Angehörigen sind im Gegensatz dazu dem permanenten Dilemma ausgesetzt, es mit dem eigenen Partner zu tun zu haben und gleichzeitig nur noch mit dessen Hülle – die sich wiederum von einem Moment auf den anderen mit

Zügen der ehemaligen Persönlichkeit füllen kann. Das bedeutet, der Partner ist eigentlich nicht mehr da und doch noch da. Das auszuhalten, ist ein Kunststück, für alle Pflegenden jeden Tag aufs Neue. Mit anderen Worten: einsam sein in einer Zweisamkeit, die – eng wie nie – doch keine mehr ist.

Wäre der Partner gestorben, könnte die Trauer um ihn beginnen, es könnte Abschied genommen werden. Ein Alzheimer-Patient aber »entschwindet« nur, wie es Walter Jens' Frau in einem Interview einmal so passend formulierte. Er wandert in immer weiter entfernte Stadien ab. Doch urplötzlich kann er zurückkommen und Sätze formulieren, die er sein ganzes Leben lang gesagt hat, als wäre er geistig voll auf der Höhe. Nur um im nächsten Augenblick wieder in diese seltsame Redeweise zu verfallen, bei der die Sätze keiner Grammatik folgen, sondern wie zufällig zusammengebastelte Versatzstücke aus dem Meer vergangener Äußerungen klingen.

Mein Vater redet immer noch ohne Punkt und Komma, meist mit der Unterstützung seiner Hände, er neigt den Kopf, nickt oder verzieht den Mund, zuckt mit den Schultern, schürzt die Lippen – ganz der Alte. Also suche ich – und andere auch – unwillkürlich nach einem Sinn in seinen nicht mehr zusammenpassenden Worten. Ich halte sie für verschlüsselt und lasse mich immer wieder verführen zu glauben, in seinem Gehirn existiere versteckt noch sein wahrer Geist. Doch das ist leider eine Illusion.

Wohin mit der eigenen Wut und Frustration?

Jedes Mal, wenn meine Mutter zu ihrem wöchentlichen Turnen ging, fing mein Vater, kaum dass sie zehn Minuten aus dem Haus war, an, unruhig hin- und herzulaufen und auf sie zu schimpfen. Das wurde immer böser und ungerechter. Es machte mich so wütend, dass ich oft nicht mehr in der Lage war, ihn zu beruhigen oder abzulenken. Dabei wusste ich genau, dass in ihm einfach nur die Angst anstieg, wenn die Person, auf die er sich stützte, nicht anwesend war. Aber zu akzeptieren, dass mein Vater ein so undankbarer und egoistischer Mensch geworden sein sollte, war mir kaum möglich. Wieso nur darf ein Kranker alle Gesunden so rücksichtslos fertigmachen?, dachte ich damals. Ich war grenzenlos wütend, weil ich ihm nicht mehr begreiflich machen konnte, dass niemand ihn so gut pflegen konnte wie meine Mutter. Er verstand nicht mehr, dass es ein großes Geschenk war, das sie ihm machte, indem sie ihn aushielt und bei ihm blieb. In jenen Tagen hat diese Wut so manches Mal mein ganzes Mitgefühl für diesen hilflosen, verängstigten Mann aufgefressen!

Ich weiß von anderen Pflegenden, dass sie in solchen Momenten schon mal alle Fenster und Türen geschlossen und ihre Wut so laut sie konnten hinausgeschrien haben. Manchmal denke ich, man sollte zum Ausgleich einen körperlich aggressiven Sport treiben – Boxen klingt verlockend!

Mich packt manchmal auch die Angst

Ich muss zugeben, dass auch mich in aller Regelmäßigkeit die Panik packt, selbst an Alzheimer erkrankt zu sein. Jede leise Andeutung, etwas vergessen zu haben, macht mir Angst. Da sitze ich z. B. im Auto, will schnell noch ins Büro meines Mannes und habe plötzlich mitten in der Stadt den Weg vergessen – wie ausradiert, eine weiße Stelle im Gehirn. Natürlich weiß ich irgendwann nicht nur den Weg wieder, sondern auch, dass ich schon immer, vor allem im Straßenverkehr, Orientierungsprobleme hatte. Doch Angst lässt sich von Logik kaum beeindrucken!

Wie schon gesagt, dass ich ab und zu mit meinem Hausarzt sprechen kann – auch über diese Angst –, tut mir gut. Es ist wichtig sich zu erlauben, hilfs- und beratungsbedürftig zu sein und über die eigenen Probleme bei der Pflege eines Schwerstkranken zu sprechen. Andere Angehörige berichteten von Psychologen, die telefonische Therapiegespräche angeboten hatten. Die Bürde der Pflege kann kein Psychologe den Angehörigen abnehmen, aber sie können wichtige Hilfestellungen im Umgang mit den vielen Begleiterscheinungen wie Wut, Trauer und Frust bieten.

Zudem gibt es die Möglichkeit, sich auf genetisch vererbbare Krankheiten – so auch auf vererbbares Alzheimer – testen zu lassen. Ich weiß bis heute nicht, ob ich es wirklich jetzt schon wissen wollte, wenn mir ein Test die Alzheimer-Erkrankung vorhersagte. Darüber sollte sich jeder Gedanken machen und eine Entscheidung dafür – gerade als Pflegender eines Alzheimer-Kranken – sehr sorgfältig abwägen.

Loslassen – aber wohin?

Elfriede Schneiders Mann nimmt gerne an, was sie für ihn tut. Er hält sich aber nicht unentwegt an ihrer Seite auf. Mit der Dame aber, die einmal in der Woche für zwei Stunden zur Betreuung kommt, singt er die alten Lieder aus dem Männergesangsverein. Die Texte kann er alle noch, und es macht ihm großen Spaß – doch mit seiner Frau singt er nicht. »Gekocht hat er früher auch sehr gerne und richtig lecker. Es gibt heute noch keine Kochsendung im Fernsehen, die er nicht ansieht.

Und er amüsiert sich dabei und lacht.« Doch lacht er auch mit ihr? Elfriede Schneider schüttelt traurig den Kopf – nein, mit ihr lacht er nicht. Sie vermutet manchmal, dass er ihr böse ist, weil er krank geworden ist und nicht sie. Es gab sogar eine Situation, in der er immer wieder auf sie losgegangen ist und sie auch schon geschlagen hat. Eine der Streitigkeiten verlief so lautstark, dass die Nachbarn aufmerksam wurden.

Als die Nachbarn den Grund für diesen Streit begriffen, boten sie sofort länger währende Hilfe an und waren zur Stelle, wenn Elfriede Schneider anrief oder wenn es unten in der Wohnung wieder laut wurde. Mittlerweile sind diese Nachbarn gute Freunde geworden, man spielt zusammen Karten und redet. Sie gehen mit Herrn Schneider spazieren, damit seine Frau sich ausruhen kann.

Trotz aller Probleme erklärte Elfriede Schneider, dass sie ihren Mann nicht ins Heim geben wird. Auf meine Frage nach dem Grund dafür schaute sie mich vorwurfsvoll an: »Sie wissen doch selbst, wie es dort zugeht!« Und ich blickte skeptisch zurück, denn auch sie sah – wie meine Mutter – sehr erschöpft aus, und auch sie sollte in ihrem Alter nicht einen derart anstrengenden Alltag haben. Was könnte ihr helfen, wenn nicht ein Lottogewinn das teure Heim möglich macht?

Wohngemeinschaften – wie in guten alten Zeiten

Was könnte noch helfen, wenn Angehörige keinen Heimplatz in Anspruch nehmen wollen oder können? Meine Bekannte von der Alzheimer-Gesellschaft sagte wie aus der Pistole geschossen: Na, eine WG! Tatsächlich, das Wort taucht im Zusammenhang mit Alzheimer immer öfter auf. Eine Wohngemeinschaft mit Demenzkranken? Wie sollte das funktionieren? Kein Problem, erklärte meine Bekannte, wenn die Angehörigen die Verantwortung übernähmen, dann ginge das wunderbar.

Ich wurde neugierig, und schon nach kurzer Suche stieß ich auf Dagmar, sie nahm mich kurzerhand mit zu ihrer kranken Tante, die in einer solchen Wohngemeinschaft lebt.
Wir betraten die Wohnung durch den Hintereingang vom Hof her, durchquerten einen winzigen Vorraum und standen in der Küche. Ein WG-Mitglied, eine ältere Dame, saß am Tisch und konzentrierte sich auf das Schälen von Mohrrüben, die vor ihr lagen. Uns bemerkte sie gar nicht. Anders die Frau am Herd, sie war eine der Pflegerinnen. Sie wischte sich die Hände an der umgebundenen Schürze ab und begrüßte uns. Sie wirkte bedrückt und antwortete auf Dagmars Frage nach einer geplanten Geburtstagsfeier, dass diese ausfallen müsse, weil in der Nacht eine Bewohnerin gestorben sei. Das Beerdigungsinstitut wurde erwartet, zum Feiern war niemandem mehr zumute – auch dem Geburtstagskind, einer jungen Pflegekraft, nicht mehr. Wir fanden sie in der Sofaecke im Wohnzimmer beim »Mensch-ärgere-dich-nicht«-Spielen mit einigen Mitbewohnern.

Die Räumlichkeiten waren leicht verwinkelt, aber hell und freundlich, nachdem die meisten Wände entfernt und nur einige Balken stehen geblieben waren. Von einigen Stellen des Wohnzimmers konnte man hinunter in die Küche sehen und von dort hinauf.

Die junge Frau hatte uns schon gehört, winkte ab, als wir gratulierten und den Ausfall der Feier bedauerten. Ihre drei Mitspieler betrachteten uns aufmerksam, zwei Frauen und ein

Mann. Eine der Frauen war mit dem Mann verheiratet. Die beiden waren schon vor Jahren gemeinsam in die WG eingezogen, obwohl sie selbst nicht demenzkrank war. Ich fragte, wie lange sie schon mit ihrem Mann hier wohnte. »Gute vier Jahre«, bekam ich zur Antwort. Und vorher? »Vorher zu Hause?« Tränen stiegen ihr in die Augen. »Das war nicht schön.« Nein, sie schüttelte den Kopf, daran mochte sie nicht mehr denken!

Es ist ungewöhnlich, dass Menschen ohne Demenz in einer solchen WG leben. Gerade vor dem Hintergrund, dass es ihnen oft an der nötigen Toleranz für die Alzheimer-Kranken fehlt und Konflikte damit vorprogrammiert sind. Doch die Aufnahme der gesunden Ehefrau in dieser WG geschah noch in der Zeit des alten Pflegedienstes, und es brächte wohl niemand übers Herz, das alte Paar jetzt wieder zu trennen.
Bei Dagmars Tante wurde vor vier Jahren Alzheimer diagnostiziert. Jetzt war sie in einem Zustand des Misstrauens, nicht freundlich, eher bissig auf eine leider mittlerweile plumpe Art. Sie gab sich leicht abweisend, als wir in ihr Zimmer traten. Ständig schüttelte sie den Kopf, sobald Dagmar ihr etwas erklärte und sagte: »Du kannst schwindeln!« Doch Dagmars liebevollen Antworten und ihr freundliches Lachen hielten die Tante davon ab, sich weiter in eine schlechte Stimmung hineinzureden. Beim Gehen wechselte Dagmar noch ein paar Worte mit der Pflegerin, die wusste schon Bescheid, wollte sowieso gerade noch mal nach der alten Dame schauen: Das Verhalten der Tante war in der WG als Krankheitssymptom akzeptiert und toleriert.

Insgesamt acht Menschen wohnen hier, und erst eine Neuaufnahme hat es gegeben, seit die Angehörigen selbst entscheiden. Doch jetzt nach dem Tod einer Mitbewohnerin wird es wohl wieder eine geben müssen.

Früher bestimmte hier ein Pflegedienst alles, die Leiterin dachte nicht im Traum daran, Angehörige um ihre Meinung zu fragen. Das ging so lange, bis sogar die Heimaufsicht nicht mehr mitspielte und darauf bestand, dass eine Angehörigengruppe gegründet werden müsse. Statt das nun endlich zu tun, setzte die Pflegedienstchefin lieber die Angehörigen unter Druck. Einzig Dagmar ließ sich das nicht bieten, sie trommelte alle Angehörigen zusammen, und gemeinsam gründeten sie einen Beirat, der die Verantwortung für die WG übernahm und als Erstes dem Pflegedienst kündigte.

Seither tragen die Angehörigen die gemeinsame Verantwortung für alles. Ein neuer Pflegedienst wurde engagiert, mit diesem und auch untereinander wurden klare Absprachen getroffen. Die Kasse wird abwechselnd geführt und alle helfen mit, Krisen jeglicher Art zu meistern. Wie viel Zeit das kostet? »Wenn alles gut läuft«, meinte Dagmar, »dann müssen die Angehörigen höchstens sechs bis acht Stunden im Monat mitarbeiten, aber es kann auch mal mehr werden.«

Niemand lief hier orientierungslos an den Festhaltestangen der Wände auf und ab – wie so oft in klassischen Heimen. Niemand saß in verdrehter Haltung und ganz offensichtlich mit Medikamenten ruhiggestellt am Esstisch. Alle waren vernünftig angezogen und wirkten recht gelassen.

Auf den ersten Blick war das für mich eine sympathische Einrichtung, die Kranken wie Angehörigen gutzutun schien. Dieses Empfinden bestätigen andere Pflegende in den einschlägigen Alzheimer-Zeitschriften. Sie berichten, dass zwanghafte Unruhe und Aggressionen ihrer alzheimerkranken Mütter, Väter, Partner oder Schwiegereltern in der familienähnlichen Atmosphäre solcher Wohngemeinschaften nachgelassen hätten – die Kranken seien dort ruhiger und zufriedener geworden.

Ja, das unterstrich auch der zuständige Geschäftsführer für den Bereich der Demenz-Wohngemeinschaften eines großen Wohlfahrtsverbandes: Natürlich, eine 1:1-Betreuung wie zu Hause könnten auch die WG nicht liefern. Aber er betonte auch, dass die Angehörigen zu Hause manchmal so erschöpft und ausgelaugt seien, dass dort nichts mehr ginge. Dann habe sich durch die immense Pflegelast das Verhältnis zwischen Angehörigen und Kranken so extrem angespannt, dass beide dringend Erholung brauchten – und zwar voneinander.

Zu beobachten sei in den Wohngemeinschaften weiter, dass einige Kranke, die im Heim längst Windeln getragen hatten, durch ein intensives Training eine Weile lang wieder selbstständig zur Toilette gehen konnten. Das Personal hier hat am ehesten die Ruhe, ihre Bewohner genau zu beobachten und sie dann zum richtigen Zeitpunkt zu Toilettengängen zu animieren.

Einfache Botschaften

Beim Sprechen verhält es sich ganz ähnlich. Als der Geschäftsführer weiter berichtete, dass in seinen WG auch Alzheimer-Patienten, die schon lange verstummt waren, das Reden wieder angefangen hätten, leuchtete mir das sofort ein. Denn das kenne ich: Je weniger die Worte meines Vaters zusammenpassen, desto wichtiger wird es, dass er eine Antwort und das Gefühl bekommt, er kommuniziere. Also gestikuliere ich im Gespräch mit ihm stärker, ziehe manchmal Grimassen und mache zwischendurch Faxen mit ihm – d. h., ich setze mehr Kommunikationsmittel ein, weil Worte allein oft den Sinn einer Aussage nicht mehr transportieren können. Mein Vater hat dann das Gefühl, verstanden zu werden, und auch ich verstehe ihn tatsächlich besser. Gut, die Botschaften, die ich loswerden will, sind nicht mehr kompliziert, aber enorm wichtig. Sie lauten: Es ist schön, dass du da bist. Ich freue mich, dass du mit mir sprichst. Und die allerwichtigste: Ja, du wirst verstanden, und du bist nicht allein.

Natürlich klingt das wieder einmal so spielerisch einfach, wie es oft nicht ist. Manchmal macht das Leid einfach nur hilflos stumm: »Hilfe, so helft mir doch!«, dieser Schrei klang durch die Caféteria eines der Pflegeheime, in dem ich mit meinem Vater gerade Kuchen aß. Wenige Tische entfernt, die ältere Dame im Rollstuhl, schrie diesen Satz mehrmals. Ihr gegenüber saß eine jüngere Frau, von der wir nur den Rücken sehen konnten, vermutlich die Tochter. Sie reagierte nicht – oder vielleicht nicht mehr – auf die Hilferufe ihrer demenzkranken Mutter. Was zwischen den beiden gerade schiefging, wusste niemand. Dass aber die Kranke furchtbar verzweifelt war und die Tochter, so erstarrt, wie sie da saß, in diesem Moment auch, das verstand jeder in dieser Caféteria. Dennoch zogen wir alle – auch ich – sofort den Kopf ein, froh, nicht in der Haut der Tochter zu stecken.
Schaue ich heute auf diese Szene zurück, dann denke ich, das Schlimmste daran war, dass niemand auf die Idee kam, in die Demenzabteilung zu laufen, um jemanden vom Pflegepersonal zur Hilfe zu holen: Längst schon hatten wir uns alle mit der Tatsache abgefunden, dass das Personal dort solche Hilfe nicht leisten würde – aus Zeitmangel.

In einer Wohngemeinschaft sind Situationen wie die in der Caféteria nicht denkbar, dafür kennen sich alle zu gut und würden daher eingreifen.

Dennoch muss auch die Qualität der Betreuung in dieser Wohnform überprüft werden. Am besten von den Angehörigen selbst, sagen die Befürworter der von einem Angehörigenbeirat geführten WG.

Solange er für das finanzielle Gelingen zuständig sei, könne er natürlich nicht einen Angehörigenbeirat über seinen Kopf hinweg entscheiden lassen, meinte dagegen der Geschäftsführer der verbandseigenen Wohngemeinschaften. Dennoch böten auch seine WG eine deutlich bessere Unterbringung als die in den meisten Heimen mögliche an. Davon war er völlig überzeugt und zum Beweis führte er einen aktuellen Fall an: Angehörige hatten beklagt, dass ihre Mutter in der WG vernachlässigt würde. Die Klage war berechtigt und durch Schwierigkeiten mit anderen Bewohnern erst einmal nicht behebbar. Die Angehörigen halfen mit, eine Lösung zu suchen. Die Mutter aus der WG herauszunehmen und wieder in ein Heim zu bringen, fiel ihnen dabei keinesfalls ein. Denn selbst in dieser Krisensituation, so erklärte der Geschäftsführer weiter, sei die Mutter in der WG noch sehr viel besser dran gewesen als in einem Heim.

Betrachtet man die unterschiedlichen Betreuungsverhältnisse, muss man ihm sicher Recht geben. In einem Heim kann es geschehen, dass eine Pflegerin nachts für 20, eventuell sogar für 40 Demenzkranke zuständig sein muss, in einer WG nur für sechs oder acht.

Grundsätzlich sind bei insgesamt acht Bewohnern in den WG tagsüber zwei Pflegekräfte anwesend.

Ehrenamtliche, die sich auf einer regelmäßigen Basis mit einzelnen Bewohnern beschäftigen – oder auch mal Angehörige, tauchen in Betreuungsverhältnissen nicht auf. Sie gehören aber in den Wohngemeinschaften selbstverständlich dazu.

Alzheimer-Kranke gehören ins Stadtbild

Eine größere WG in meiner Heimatstadt ist von engagierten jungen Leuten als GmbH gegründet worden, ein ganz normales Unternehmen also. Die Unternehmer, drei junge Männer, kommen aus der Altenpflege, der Chef arbeitete früher sogar für die Heimaufsicht.

Die Wohnung ist riesig – kein Wunder, bei 12 Bewohnern brauchen sie alleine schon vier Bäder, einen Therapieraum und einen für die Wäsche, dazu die Zimmer für die Bewohner. Diese gehen von dem langen Flur ab, durch den man in einen beeindruckend großen Raum gelangt. Der Raum enthält auf einer Seite einen geräumigen Essbereich, in den die Küche integriert ist, und führt auf der anderen in einen gemütlichen Wohnzimmerbereich. An der Stelle, an der dieser Eingangsflur in diesen großen Aufenthaltsbereich mündet, steht sogar noch ein kleines Gewächshaus mit Beeten in Hüfthöhe.

In dieser WG arbeiten Voll- und Teilzeitpflegekräfte, auf etwa sieben Stellen kommen sie laut Chef inzwischen. Dazu ein Ergo- und Physiotherapeut von außen, und über den Verein »Leben mit Demenz« kommen für ein paar Stunden in der Woche noch Begleiter zur Einzel- oder Gruppenbetreuung der Bewohner hinzu.

Bezahlte Helfer erledigen die nötigen Großeinkäufe, und im Supermarkt gegenüber wollen die Betreuer künftig mit den Bewohnern die Kleinigkeiten einkaufen gehen, die hin und wieder mal fehlen – Salz, Milch und Joghurt, mal Obst usw. Das Wichtigste dabei sei, so der Chef, dass die Bewohner auf der Straße zu sehen sind. Sonst bekommt man sie ja nie zu Gesicht. Demenz-Wohngemeinschaften und die Demenzkranken gehörten mitten in die Stadt und sollten im Stadtbild selbstverständlich sein und nicht in Heimen versteckt leben.

Auch in dieser Wohnung ist die Stimmung entspannt, niemand rennt, weder Telefone noch Piepser sind zu hören, alle gehen ruhig ihren Beschäftigungen nach: Am Esstisch sitzt ein Bewohner, der noch die Zeitung lesen kann, und ihm gegenüber schaut eine Mitbewohnerin versonnen in ihren Kaffee. Ein weiterer Kommunarde taucht aus dem Flur auf. Er wird von allen im Raum begrüßt, nickt zurück und setzt sich ruhig zu einem späten Frühstück. Eine kleine Truppe der Bewohner erscheint und verschwindet, angeführt vom Physiotherapeuten, im Therapieraum.
Die Bewohner dieser WG sind durchweg von ihren Kindern in die Wohngemeinschaft gebracht worden. Die arbeiteten sehr viel und seien heilfroh, wenn sie die Eltern gut untergebracht wissen – bei Menschen, denen sie vertrauen könnten, erklärt mir der Chef. Schon zu einem regelmäßigen Treffen fänden die Angehörigen hier kaum Zeit, daher kann er sich einen Angehörigen-Beirat zur Leitung einer WG kaum vorstellen.
Damit aber alle sicher sein können, dass alles mit rechten Dingen zugeht, hat er seine Wohngemeinschaft freiwillig der Heimaufsicht unterstellt.

Bei dieser WG handelt es sich um ein komplett anderes Modell als dem von Dagmars Tante. Aber sie bedient vielleicht auch nur ein anderes Klientel. Die jungen, sehr engagierten Männer haben mir imponiert. Ich hatte den Eindruck, dass ihnen ebenfalls die Alltagskompetenz und Selbstständigkeit ihrer Bewohner am Herzen lag und deren Wohlergehen natürlich auch.

Checkliste für Wohngemeinschaften

Im Internet gibt es eine Checkliste (www.wg.-qualitaet.de), die hilft, sich eine Vorstellung von der Qualität, die eine WG bieten sollte, zu machen.

Der wichtigste Punkt ist dort die Trennung von Mietvertrag und Pflege- und Betreuungsvertrag: in Heimen, aber auch in einigen WG, wie der GmbH natürlich, und denen des Verbandes gehört das zusammen. Das hat den Nachteil, dass ich, wenn ich mit der Betreuung unzufrieden bin, gleich alles kündigen muss – Pflege und Wohnung. Im Klartext: Ich muss ausziehen.

Trennt man die Verträge, so stehen der Bewohner und seine gesetzlichen Vertreter ganz anders da: Der Demenzkranke wohnt in der Wohnung. Und der Dienstleister, der mit der Pflege beauftragt ist, muss sich der Auseinandersetzung um Versäumnisse oder ähnlicher Kritik stellen. Vielleicht täte der das ja sowieso – aber einem starken Vertragspartner gegenüber sicher noch eher als einem, der ausziehen muss, wenn es ihm nicht passt. Das heißt, das Mietrecht schützt den Bewohner und macht ihn stark.

Weiter geht es mit der Frage, ob der Pflegedienst die Alltagskompetenzen der Bewohner zu stärken und zu erhalten sucht. Das betrifft u. a. das Putzen, das Einkaufen und das Kochen. Bewohner sollen mithelfen und müssen dazu animiert werden. Es braucht Zeit und Geduld, sie diese Tätigkeiten in ihrem Tempo verrichten zu lassen. Es gibt immer Tage, an denen das gerade gar nicht passt, an denen die Zeit mit anderen Dingen verflogen ist und es sich anböte, dass die Pflegekräfte schnell alleine kochen, damit es endlich etwas zu essen gibt. Die Bewohner würden ihre Rechte auf Mitarbeit von sich aus wohl eher nicht einklagen. Gerade deshalb darf so etwas nicht einreißen. Die Bewohner sind sonst ganz schnell nur noch »zu Versorgende« und nicht mehr aktive Mitglieder einer Gemeinschaft.

Eigentlich, auch darauf verweist die Liste, sind sie die Gastgeber des Pflegedienstes, der immer wieder ins Haus kommt, und genau diesen Status sollte der Dienst auch haben.

Das ist den Befürwortern der von einem Angehörigenbeirat geführten Wohngemeinschaften sehr wichtig: Mitarbeiter des Pflegedienstes, Angehörige und Bewohner müssen auf Augenhöhe miteinander bleiben und sich alle als Teil der WG verstehen.

Daher fehlt auch nicht der Rat, darauf zu achten, dass keine separaten Dienstzimmer für die Pflegekräfte eingerichtet werden. So ein »Dienst«-Zimmer – ein Büro also – klingt an sich sinnvoll, und man denkt nicht weiter darüber nach. Faktisch aber verführt dieses »Dienst-Zimmer« die Pflegekräfte automatisch, sich kurz zurückzuziehen – etwas zu besprechen gibt es ja immer. Das wäre jedoch der Anfang einer hierarischen Struktur statt eines Miteinanders. Das Ende davon kennen wir aus Kliniken wie Heimen, in denen sich Schwestern nur in der Hauptsache in ihren farblich abgesetzten »Schaltzentralen« aufhalten.

Mich haben beide WG, die ich besuchen konnte, zuversichtlich gestimmt. Beide gefielen mir – das hat Folgen. Ich sehe wieder einmal einen Lichtstreifen am Horizont – vor allem, weil ich gerade erfahren habe, dass der Internationale Konzern, der unser paradiesisches Heim betreibt, beabsichtigt, sein »Engagement« in Deutschland zu beenden. Das bedeutet, die große Suche geht für uns wieder von vorne los – und so bereite ich jetzt eine neue Besichtigungstour vor! Mit meiner Mutter zusammen, versteht sich.

Was braucht der »gesunde« Partner noch?

Es hat sich viel getan, es ist vieles an Unterstützung hinzugekommen, und das ist gut so. Es gibt jedoch keinen Grund zum Aufatmen und das Thema Alzheimer als erledigt abzuhaken. Es braucht noch mehr, und es braucht noch jede Menge Aufklärung. Vor allem: Nie aus den Augen zu verlieren, dass es sich bei dem »gesunden« Partner keineswegs um einen kraftstrotzenden 30-Jährigen handelt. In der Regel ist es eine Partnerin, die eher Ende 60 oder bereits Anfang bis Mitte 70 ist und oft genug schon lange Jahre die Belastungen der Pflege hinter sich hat. Aber auch die jüngeren, mit der Pflege oder zumindest Pflegeorganisation befassten Kinder Alzheimer-Kranker leisten Enormes und können jede Unterstützung brauchen, die es gibt.

Mit meinem Vater ist der Umgang leichter geworden, unter anderem sicher deshalb, weil wir es mittlerweile besser können. Er kann sich jetzt mehr über die Gesellschaft von

Menschen freuen, die ihn beachten und mit ihm lachen. Vor kurzem war ich mit seinen Enkeln zu Besuch, und wir haben viel erzählt und gelacht, auch über seine halben Bemerkungen und Einwürfe ins Gespräch. Es war ein sehr vergnüglicher Nachmittag.

Als wir aufbrachen, lief mein Vater uns strahlend hinterher auf die Straße. Meiner Mutter, die an der Tür stand, rief er kurz zu: »Bis bald mal wieder, gell.« Und folgte mir und den Kindern weiter zum Auto. Meine Mutter lief ihm flugs nach, hakte sich bei ihm ein und bugsierte ihn in eine Wendeschleife zurück zur Haustür. So liefen sie, jetzt miteinander lachend, immer weiter von uns weg. Es fehlte eigentlich nur ein Sonnenuntergang und ein paar Klänge einer Hawai-Gitarre, und man hätte einen Abspann über ihrer beider Rücken laufen lassen können: »So lebten und lachten sie glücklich bis ans Ende ihrer Tage.«

Leider stimmt das nicht, leider kann auch ich den Moment nur sehr kurz genießen, weil immer noch nicht klar ist, wie es weitergehen wird.

Meine Mutter kann, wie so viele der »gesunden« Partner, durch ihren Verschleiß in den langen Jahren der Pflege diese ruhige zufriedene Phase mit meinem Vater nicht mehr so genießen, wie sie es eigentlich verdient hätte.

Das muss sich ändern, und das ändert sich nur, wenn die Angebote der Unterbringung Alzheimer-Kranker humaner werden, wenn Angehörige nicht mehr das Gefühl haben müssen, ihren Kranken »abzugeben«, sondern integriert werden können. Sie müssen helfen können, die Pflege auf hohem Niveau zu halten, und sie müssen aus der Station, in der ihr Kranker untergebracht ist, mit dem Wissen wieder nach Hause gehen können, dass er anständig versorgt ist.

Wir brauchen mehr Heime, die ihre Qualitätsstandards bei der Versorgung Alzheimer-Kranker heben und dennoch bezahlbar bleiben und die ganz selbstverständlich mit den Angehörigen kooperieren.

Dazu brauchen wir mehr Wohngemeinschaften, in denen Pflegekräfte mit den Angehörigen zusammen für eine familienähnliche Atmosphäre sorgen können.

Alzheimer bedroht uns alle – egal, ob wir selbst erkranken oder unser Angehöriger. Sich zu ducken und so zu tun, als gäbe es diese Krankheit für einen selbst gar nicht, hilft da wenig. Wieso stellen wir uns nicht einfach vor, wie wir selbst unter dieser Krankheit leben möchten? Und dann schauen wir einmal nach, unter welchen Betreuungs- und Begleitungsbedingungen die, die es vor uns erwischt hat, leben müssen. Einige sehr gute Angebote, wie in Kapitel 5 unter Entlastung nachzulesen oder im folgenden 8. Kapitel unter Zuwendungen, bekommen wir dabei sicher zu Gesicht. Stellen wir dann fest, alles ist in schönster Ordnung, die vorhandene Unterstützung reicht vollkommen aus, dann können wir es getrost auf uns zukommen lassen. Wenn nicht – dann wird es höchste Zeit, dafür zu sorgen, dass unsere Vorstellungen von einem würdevollen Leben im Alter, selbst unter der Bürde von Alzheimer, verwirklicht werden.

Meine persönlichen Tipps für Sie:
- **Forsten Sie noch einmal das Kapitel 5 durch und lesen die Angebote zur Hilfe für pflegende Angehörige!**
- **Es wäre gut, Sie fänden etwas zum Abreagieren.**
- **Sprechen Sie mit dem eigenen Arzt oder auch mit Freunden über Ihre Angst.**

- Wenn der Pflegedienst einfach über Ihren Kopf hinweg entscheidet, ist etwas faul.
- Die Botschaften: Du wirst verstanden und du bist nicht allein – werden umso wichtiger, je schwieriger die »wörtliche« Verständigung mit dem Kranken wird.
- Lassen Sie sich die WG-Checkliste der Alzheimer-Gesellschaften zuschicken.
- Denken Sie einmal darüber nach, wie Sie selbst im Alter – vielleicht mit Alzheimer – leben möchten.

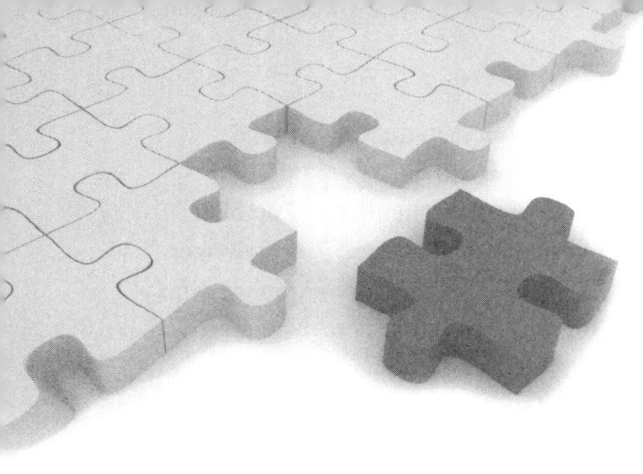

8. Kapitel

Die »Zuwendungen«

Die Regelungen, wer was wofür erhält, sehen recht kompliziert aus, egal, wie viele Übersichtstabellen in den Broschüren helfen sollen. Sie können die folgenden Abschnitte gern überspringen, wenn Sie gerade gar keinen Kopf dafür haben. Doch ich bin ziemlich sicher, dass das Bedürfnis, sich kundig zu machen, wiederkehrt.

Wenn Sie es aber jetzt wissen müssen und wollen, dann folgt ein Grundkurs, der Sie deutlich weiterbringen wird. Für die Feinabstimmung brauchen Sie selbstverständlich noch fachlichen Rat, aber Sie müssten nach der Lektüre eigentlich das Prinzip verstanden haben und ggf. mit den Fachleuten diskutieren können, statt nur Fragen zu stellen und zu den Antworten mehr oder weniger ergeben zu nicken!

Part One

Zu begreifen ist zweierlei:
1. Man muss in Prozenten rechnen.
2. Man muss sich immer wieder entscheiden, aus welchem der zur Verfügung stehenden Töpfe man »Zuwendungen« braucht.

Machen wir es konkret:
Schritt 1 – Prozentrechnen:
Eine 100%ige Leistung steht zur Verfügung.
Schritt 2 – freie Entscheidung:
Es stehen zwei Töpfe zur Verfügung. Entweder:
Pflegesachleistung – ist für fremde Pflegeleistungen (z.B. einen Pflegedienst). *Pflegegeld* – ist für die eigene Pflegeleistung und z. B. Ehrenamtliche, die mit dem Kranken spazieren gehen.

Verwirrung kann hier gleich entstehen, weil

a) aus diesen beiden Töpfen *unterschiedliche Monatsbeträge* zu haben sind. (Das ist der Prozentrechnung aber egal – daher ist die gut zu gebrauchen.);

b) für die *Pflegesachleistungen* Rechnungen einzureichen sind, während das *Pflegegeld* ausgezahlt wird;

c) in jeder *Pflegestufe* jeder der beiden Töpfe *unterschiedliche Beträge* enthält,

d) *beides* in immer neuen Varianten miteinander *kombiniert werden kann.*

3. Zwischenschritt (zum Mitrechnen):

Je nach Pflegestufe steigen die monatlichen Zuwendungen natürlich an:

In 1 sind 100 % Pflegesachleistung 420 € im Monat.
In 2 sind 100 % Pflegesachleistung 980 € im Monat.
In 3 sind 100 % Pflegesachleistung 1.470 € im Monat.

In 1 sind 100 % Pflegegeld 215 € im Monat.
In 2 sind 100 % Pflegegeld 420 € im Monat.
In 3 sind 100 % Pflegegeld 675 € im Monat.

Ein Beispiel:

Nehmen wir an, ein Kranker in der Pflegestufe 2 braucht dreimal die Woche einen ambulanten Pflegedienst zur morgendlichen Körperpflege, zum Anziehen und Frühstückmachen. Die Rechnung dafür, die – wie gesagt – die Pflegekasse direkt begleicht, beträgt im Schnitt* sagen wir ca. 500 €.

---

*Der Preis ist für dieses Beispiel angenommen und generell variieren die Preise je nach altem oder neuem Bundesland.

Schritt 1 – Prozentrechnen:
Das ist ca. die Hälfte bzw. 50 % seiner monatlichen Pflege-sachleistungen.

Schritt 2 – freie Entscheidung:
50 % Leistungen stehen ihm noch zu. Also nutzt er seine Entscheidungsfreiheit und beschließt, ob er die noch 50 % des Pflegegeldes oder besser 50 % der Pflegesachleistungen braucht.

Nehmen wir an, weitere Pflegesachleistungen braucht er nicht mehr, dann nimmt er die restlichen ca. 50 % am besten vom monatlichen Pflegegeld (von insgesamt 100 % = 420 €), das sind etwa 210 €, die er auf sein Konto überwiesen bekommt. Er hätte dann für diesen Monat: 50 % Pflegesachleistung = 500 € + 50 % Pflegegeld = ca. 210 € erhalten.

Möglich wäre auch, die offenen 50 % ganz für Pflegesach-leistungen auszugeben und den Pflegedienst noch für weitere Tätigkeiten, die dem pflegenden Angehörigen schwerfallen, zu bestellen. Dann hätte der Kranke bzw. sein pflegender An-gehöriger für diesen Monat 100 % Pflegesachleistungen in Höhe von 980 € erhalten.

Er hätte sich auch Pflegesachleistungen nur für weitere 20 % des monatlich zur Verfügung stehenden Betrages leisten kön-nen. Dann wäre nach Einreichung dieser Rechnung bei der Pflegekasse wieder die Prozentrechnung fällig geworden, ge-folgt von seiner Entscheidung, sagen wir die restlichen 30 % aus dem Pflegegeld zu nehmen. Er hätte in diesem Fall für diesen Monat erst 50 % – für den ersten Einsatz des Pflege-dienstes – plus 20 % – für den zweiten Einsatz des Pflegedienstes genommen, das wären 70 % Pflegesachleistungen = 686 € + 30 % Pflegegeld = ca. 126 € erhalten.

Part Two

Sobald der Kranke in einer Tagespflegeeinrichtung unterge-bracht wird, gibt es seit Sommer letzten Jahres eine zusätz-liche Variante. Bei Nutzung der Tages- und Nachtpflege und Pflegesachleistung und/oder Pflegegeld sind nun 150 % Lei-stung möglich. Das heißt: Mit dieser zusätzlichen Leistung können für den Kranken – je nach Bedarf und Variation der Unterstützungsleistungen – monatlich 50 % mehr Leistung zur bisherigen dazukommen.

Gerechnet wird wie bisher: nur mit drei statt wie sonst zwei Töpfen. Bei dem neuen »Topf« handelt es sich um die Leis-tungen der »Tages- und Nachtpflege«, und dieser fußt auf dem gleichen Monatsbetrag wie die Pflegesachleistungen (100 % wären ebenfalls 1.470 €). Die einfachste Variante wäre diese: 100 % Pflegesachleistungen oder 100 % Pflegegeld + 50 % Tages- u. Nachtpflege oder 100 % Tages- u. Nachtpflege oder 100 % Pflegegeld + 50 % Pflegesachleistungen.

Beispiel:
Nehmen wir an, ein Kranker der Pflegestufe 3 war im Mai 18 Tage in einer Tagespflegeeinrichtung, der Pflegesatz am Tag kostete 56,64 €*. Das macht 1.019 €.

Dieser Satz ist in jeder Pflegestufe anders und im Westen teurer als im Osten der Republik.

Schritt 1 – Prozentrechnen:

1.019 € machen etwa 70 % der möglichen 100 % Tages- u. Nachtpflegeleistungen – also sind davon noch 30 % übrig, die rechnet man mit den noch offenen 50 % Pflegesachleistungen* zusammen: d. h. 80 % Leistungen stehen noch zur Verfügung.

Schritt 2 – Entscheidung treffen:

Aus welchem Topf werden Restleistungen, die für diesen Monat noch zur Verfügung stehen, gebraucht? Entweder: 80 % aus den Pflegesachleistungen oder 80 % aus dem Pflegegeld.

Sinn kann beides machen, denn in der Tagespflege hat der Kranke auch noch essen und trinken müssen. Also sind dafür** im Beispielsmonat noch 449,64 € angefallen. Diese Kosten gehören nicht zur Pflege, also überweist die Pflegekasse den Betrag auch nicht aus den Mitteln der Pflegesachleistungen oder der Tages- und Nachtpflege.

Benötigt der pflegende Angehörige für diesen Monat keine zusätzlichen pflegerischen Hilfen mehr, dann kann die Restleistung von 80 % aus dem Pflegegeld abgerufen werden. Das beträgt 675 € für Pflegestufe 3. 80 % davon wiederum sind 540 €. Das würde reichen, den verbliebenen Betrag auf der Rechnung der Tagespflegeeinrichtung von 449,64 € zu begleichen, und es stünden sogar noch 90 € für eine Betreuung

Nicht vergessen: Da Pflegesachleistungen wie Leistungen der Tages- u. Nachtpflege den gleichen monatlichen Betrag von 1.470 € aufweisen, kann einfach addiert werden!

**Sowie für Investitionsaufwendungen – das wird üblicherweise auch von Heimen erhoben (ein Tagessatz von 24,98).*

durch einen ehrenamtlichen Helfer zur Verfügung. Der Kranke bzw. sein Angehöriger hat demnach 70 % aus den Tages- und Nachtpflegeleistungen plus 80 % aus dem Pflegegeld für den Beispielsmonat erhalten können.

Ist der pflegende Angehörige immer schlechter in der Lage, den Kranken morgens aus dem Bett zu holen und zu waschen und wird ihm auch das allabendliche Zubettgeh-Prozedere zur Qual, dann sollte er sich zur Tagespflege dazu sowohl für morgens als auch für abends einen Pflegedienst holen. Mit dessen Rechnung verbrauchte er die 150 % Leistungen, die ihm zustehen, rein aus den 100 % Tages- und Nachtpflegeleistungen plus 50 % Pflegesachleistung. Der Kranke hätte so viel Hilfe von außen erhalten wie möglich. Die Essens-, Unterkunfts- und Investitionszulagen-Rechnung von 449,64 € der Tagespflegeeinrichtung müsste in diesem Falle aus der eigenen Tasche bezahlt werden.

Bliebe die Rechnung des Pflegedienstes unter den noch in Rede stehenden 80 % Pflegesachleistungen, dann wäre wieder vorzugehen wie oben: die übrige Prozentzahl exakt ausrechnen und sich dann den Gegenwert für diese Prozente vom Pflegegeld auszahlen lassen. Daraus ergäbe sich dann noch ein kleiner Zuschuss für die Verpflegungskosten der Tagespflege.

Die Kombinationsmöglichkeiten mit der Tages- und Nachtpflege sind zahlreich. Auszurechnen ist das – wie vorgeführt – jeweils einfach. Haben Sie dann ein Ergebnis, das Ihnen passend erscheint, rate ich aber dennoch unbedingt zum Aufsuchen der Fachleute! Man übersieht leicht etwas Wichtiges, zumal es noch weitere Hilfen für das Leben mit einem Alzheimer-Kranken geben kann.

Und da Sie seit 01.01.2009 sogar einen Anspruch auf Pflegeberatung haben, erkundigen Sie sich, ob es in Ihrer Region
schon einen »Pflegestützpunkt« gibt, in dem das gemacht werden kann, sonst fragen Sie direkt bei der Pflegeversicherung
oder den Alzheimer-Gesellschaften nach.

Seit Sommer 2008 gibt es zusätzliche Leistungen bei »erheb-
lich erhöhtem Betreuungsbedarf« von entweder 100 € oder
sogar 200 € im Monat. Damit werden auch die besonderen
Schwierigkeiten des Umganges mit dem Demenzkranken
berücksichtigt: sein »unangemessenes« Verhalten, das meint
Aggressivität – wobei dieses Wort eher vermieden wird, da
es ein falsches Bild des Kranken, der sein Verhalten ja nicht
mehr steuern kann, übermittelt. Sein unkontrolliertes Verlassen der Wohnung bzw. überhaupt aller Räume ist mit diesen
»besonderen Schwierigkeiten« auch gemeint; seine extreme
Niedergeschlagenheit ebenfalls und natürlich sein Verlust der
Fähigkeit, Alltagssituationen einschätzen zu können – all das,
was die psychische Belastung für den Angehörigen ausmacht.
Man darf für dieses Geld die Besuchsdienste (stundenweise)
der ehrenamtlichen Helferinnen in Anspruch nehmen oder
sich auch eine Pflegekraft durch einen Pflegedienst für ein
paar Stunden der Beschäftigung nach Hause holen.
Aber bitte aufpassen: Aus diesem Topf wird keine pflegerische
Leistung übernommen. Es geht rein um die sozialen Leistungen der Begleitung und Beschäftigung mit dem Erkrankten.
Zur Begleichung der Unterkunfts- und Verpflegungskosten
der Tagespflegeeinrichtungen darf der Angehörige das Geld
allerdings auch nehmen.
In den Genuss dieses Geldes können auch Kranke kommen,
die noch in keine Pflegestufe aufgenommen sind, obwohl sie
schon an der einen oder anderen Stelle Hilfe bei der Körper-

pflege brauchen und schon schwere Wahrnehmungsstörungen haben, die die Bewältigung des Alltags zum permanenten Kampf werden lassen. Das bedeutet, dass nun deutlich mehr Erkrankte als bisher einen Anspruch auf diese Zuwendung haben.

Für eine Kurzzeitpflege des Kranken gibt es einen festen Betrag von jährlich 1.470 € – egal in welcher Pflegestufe. Diese Summe ist für 28 Tage insgesamt gedacht – d. h. die Pflegeversicherung geht von einem Tagessatz von 52,50 € aus. Ich kenne Heimpreise am Tag von 82 €, 107 €, 139 € und im oberen Luxusbereich von 175€ als »Dauer-Sonderangebot« auf 157 € reduziert.

Stolze Preise, vor allem, wenn ich an die unguten Erfahrungen, die Angehörige mit einigen dieser Heime hatten und haben, denke, in denen das Preis-Leistungs-Verhältnis überhaupt nicht stimmte.
Mittlerweile könnte sich Besseres tun in Heimen, denn seit Juli 2008 haben sie die Möglichkeit, eine zusätzliche Vollzeitkraft zur Betreuung von je 25 Demenzerkrankte zu ihrem üblichen Personal zu beantragen. Diese Betreuungskraft muss nicht vom Heim bezahlt werden, sondern es ist dafür ein Topf von 200 Mio. € von den Pflegekassen bereitgestellt worden. Durch sie erhöhen sich die Heimkosten nicht – die Qualität der Betreuung aber hoffentlich spürbar.

Für die pflegenden Angehörigen ist zudem eine Ersatz- oder auch Verhinderungspflege mit ebenfalls noch einem jährlichen Betrag von 1.470 € vorgesehen, falls der Pflegende krank wird oder dringend eine Auszeit braucht – kurz: wenn jemand für den Pflegenden einspringen muss.

Pflegehilfsmittel

31 € im Monat stehen für Hilfsmittel wie Einmalhandschuhe oder Bettschutzeinlagen bereit. Es muss ein Antrag zur Erstattung bei der Pflegekasse gestellt werden.

Ein kleiner Betrag, dennoch nicht unwesentlich, die Krankheit macht eine Menge Ausgaben nötig, da ist jede Unterstützung willkommen.

Technische Hilfsmittel

Zuschüsse bis 2.557 € für Maßnahmen zur Verbesserung des Wohnumfelds, z.B. Rampen, Verbreiterung von Türen, Umbauten in Badezimmern und Toiletten.

Pflegebetten, Toilettenstühle, Rollstühle sind leihweise zu erhalten.

Der Arzt kann ein Rezept für die Tabletteneinnahme oder das Eincremen mit verordneten Salben ausstellen, wenn der Kranke sich so sehr wehrt, dass der Angehörige sich diesem Kampf nicht mehr gewachsen fühlt. Das Rezept lässt sich bei einem der ambulanten Dienste einlösen.

Auch diese Hilfe sieht klein und eher nebensächlich aus – ist es aber keineswegs. Denn diese Situationen können für Kranke wie Pflegende zu einem gefürchteten Alptraum werden. Hilfe von außen wirkt dann Wunder. Die Tage werden wieder schöner, die Last leichter.

Windeln gibt es auch auf Rezept. Allerdings nur für die, die nach jedem Toilettenbesuch neu wieder zugeklebt werden müssen. Will man die praktischeren Windelhosen, zahlt man zu. Das Gleiche gilt für zusätzliche Einlagen.

Kleines, aber Wichtiges im Alltag

Nebst der bei den Tages- und Nachtpflegesätzen schon er-wähnten *Pflegeberatung* ist lange schon beschlossen, dass die Pflegekassen nicht nur kostenfreie Pflegekurse, sondern darü-ber hinaus sogar *Einzelschulungen in der häuslichen Umgebung* anbieten. Auch gratis. Möglicherweise kennt sich die Sach-bearbeiterin bei Ihrer Pflegekasse da noch nicht komplett aus – dann fragen Sie sich die Kompetenzleiter nach oben durch.

Ein *Behindertenschild* für das Auto gibt es beim Ordnungsamt der Stadt, wenn ihr Kranker sehr schlecht läuft. Voraussetzung dazu ist allerdings einen Schwerbeschädigten-Ausweis mit dem »Merkzeichen aG« – das bedeutet »außergewöhnliche Gehbehinderung«, der davor beantragt werden müsste.

Beim Ordnungsamt bekommen Sie auch die Anträge für eine *Senkung der Kfz-Steuer*, die beim Finanzamt einzureichen sind. Ganz- bzw. Teilbefreiungen sind möglich – wieder, wenn eine entsprechende »Gehunfähigkeit« als Schwerbehinderung an-erkannt wird.

Von den *Rundfunkgebühren* kann man befreit werden, wenn der Erkrankte nicht mehr an gesellschaftlichen und kultu-rellen Veranstaltungen teilnehmen kann. Hier ist ebenfalls der Schwerbehindertenausweis nötig.

Rentenversicherung für pflegende Angehörige ist für alle, die noch rentenversicherungspflichtig sind und nicht arbeiten, weil sie einen demenzkranken Angehörigen pflegen, natürlich ein Muss!
Voraussetzung sind 14 Stunden Pflege pro Woche, und der

oder die Pflegende darf noch keine Altersrente beziehen. Dann kann ein monatlicher Beitrag zur Rentenversicherung für die Pflegepersonen übernommen werden.

Pflegepersonen sind automatisch in der *gesetzlichen Unfallversicherung* versichert.

Zudem können sich jüngere pflegende Angehörige – wie die Kinder von Alzheimerkranken – unbezahlt von der Arbeit *freistellen* lassen, um die Pflege ihrer Eltern entweder kurzfristig zu übernehmen oder zu organisieren. Das geht in plötzlichen Krisensituationen einmal für 10 Tage oder nach Antrag für sechs Monate.

Meine persönlichen Tipps für Sie:

* **Trauen Sie sich etwas zu, nicht nur Fachleute können Prozentrechnen!**
* **Dennoch: Rat brauchen Sie auch für die Zuwendungen, die Ihnen zustehen!**

Nachwort

»Das ist dein Leben, und ein anderes gibt dir keiner! Es kommt auch niemand und sagt: Hier, du kriegst jetzt ein paar Jahre dazu, weil du ja deinen Mann hast pflegen müssen! Also hör auf zu heulen, akzeptiere es und mache für dich und deinen Mann das Beste draus!« Als sich Barbara Koch das sagen konnte, war die Verzweiflung besiegt.

Dieser Schritt ist sicher der schwerste, den ein Angehöriger tun muss, auf dem langen Weg der Begleitung eines alzheimerkranken Partners. Vor allem dann, wenn er von einem Großteil der Familie und den Freunden nur noch die Rückenansicht und die in der Eile der Flucht flatternden Rockschöße zu Gesicht bekommt. Doch langsam: Diesen Davoneilenden sollen hier gar keine Vorhaltungen gemacht werden, ich kann sie sehr gut verstehen. Oft genug habe ich mir gewünscht, nichts mit dieser grausamen Krankheit zu tun haben zu müssen, und habe diejenigen beneidet, die einer solchen Anstrengung nicht ausgesetzt sind.

Doch ob die, die fliehen, es leichter haben? Kurzfristig sicher, langfristig aber bringen sie sich um etwas Wichtiges im Leben, und das sage ich mit aller Aufrichtigkeit und allem Ernst: Sie bringen sich um einen würdevollen Abschied von ihrem Angehörigen und um die Sicherheit des Wissens, dass sie da gewesen sind, als sie von einem nahestehenden Menschen gebraucht wurden.

So schwer die Last des Alltags mit Alzheimer wirklich ist, so wenig wirkten die Angehörigen, mit denen ich – auch für dieses Buch – gesprochen habe, niedergedrückt. Viel eher hat-

te ich das Gefühl, souveränen und starken Menschen gegen-
überzusitzen. Sie wussten, wovon sie sprachen, und sie hatten
sich für das, was sie taten, frei entschieden. Vor allem aber
konnten sie klar sagen, was ihnen im Leben wichtig war und
ist. Kurz: Sie wirkten, als seien sie mit sich selbst im Reinen.
Das gewinnt man, inmitten all dieser immensen Anstrengun-
gen: eine große Souveränität und Sicherheit dem eigenen Leben gegenüber. Man weiß, dass man etwas Richtiges hat tun
können und ist – so kitschig es für viele klingen mag – seelisch
gewachsen.
Und was bitte sollte einen nach dieser enormen Leistung auch
noch schrecken im Leben? Komme, was da mag …

Margot Unbescheid

*Für alle, bei denen die Krankheit gerade anfängt oder die noch mittendrin
stecken, möchte ich hier die bundesweite Telefonnummer anfügen. Unter
dieser erreicht man Menschen, die kompetenten Rat wissen und auch an die
jeweils passende Beratungs- oder »Hilfe«-Stelle weiterverweisen können:*
Das Alzheimer-Telefon bundesweit:
eingerichtet von der Deutschen Alzheimer Gesellschaft
01803-17 10 17
(Aus dem deutschen Festnetz 9 Cent pro Minute).
Mo. - Do.: 9.00 bis 18.00 Uhr / Fr. bis 15.00 Uhr.

*Und für alle, die mir ihre Meinung zum Buch mitteilen möchten, verweise
ich auf meine Homepage:* www.alzheimer-erste-hilfe-buch.de
Kritik und Anregungen nehme ich gerne entgegen.

Dank

an meine Mutter und ihren »Engel« Marianne;

an Biggi, Monika und Reinhild für ihren fachlichen Rat und Beistand;

an Katrin und Krystyna für ihre Hilfe und an Daniel für Raum;

an alle, die mit mir gesprochen und mir ihre Erfahrungen zur Verfügung gestellt haben;

an meine Agentin Sigrid Bubolz-Friesenhahn, ohne deren beharrliches Wirken dieses Buch nicht hätte entstehen können;

an Inge, Axel und ganz besonders an Morris und Vincent für ihre Geduld mit mir.